Paulas Erkenntnisse für ein leichteres Leben

EIN BUCH VOLLER LIEBE EIN GESCHENK DES HIMMELS - *GLÖCKCHEN 3*

PAULAS ERKENNTNISSE FÜR EIN LEICHTERES LEBEN

Paula Himmelreich

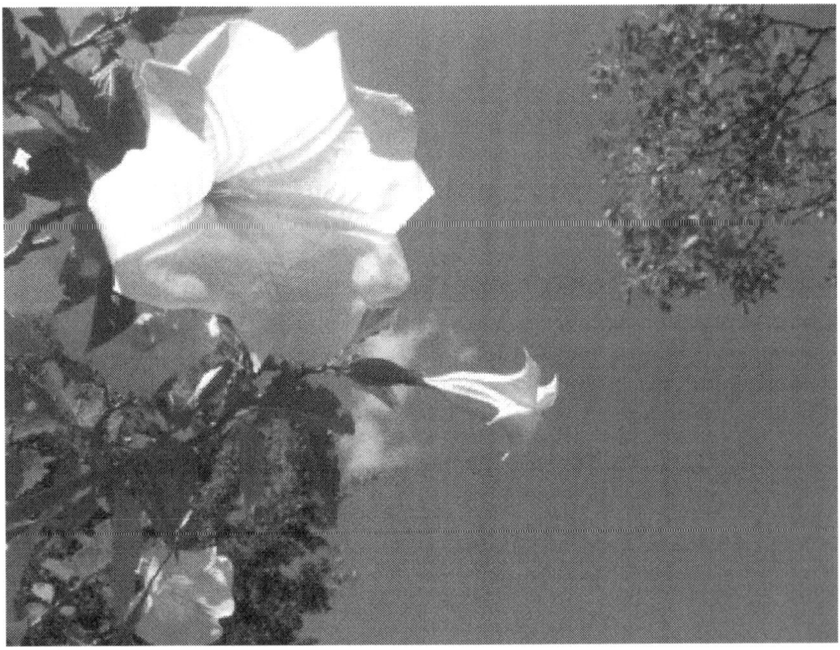

Ein Buch voller Liebe ist kein gewöhnliches Büchlein. Es ist kein Druckwerk, das gelesen wird und anschließend im Regal steht- nein es sollte ein tägliches Handwerkzeug sein.

Immer dann, wenn du "unten" bist und deine Stimmung auf dem Tiefpunkt angelangt ist, kannst du das Buch voller Liebe in die Hand nehmen und deine Energie wird im Handumdrehen wieder hochschnellen. Schlage einfach irgendeine Seite auf und lies ein paar Zeilen, das wird dir helfen dein Stimmungsbarometer wieder auf "hoch" zu stellen.

Das Leben in unserer hoch technisierten Welt verlangt uns allen viel ab. Es ist nicht immer leicht ruhig, gelassen und immer lächelnd durch das Leben zu wandeln. Vielerlei Anforderungen zollen ihren Tribut. Es wurde sogar eine neue Bezeichnung, für einen unschönen Zustand, ins Leben gerufen: Burnout.

Das muss nicht sein. Es gibt einen Weg, trotz der vielen Hektik ein schönes, zufriedenes und erfülltes Leben zu führen.

Der Schlüssel ist die Liebe.

Davon handelt dieses Buch. Es ist voller Liebe. Jede Zeile ist von der Urquelle unseres Seins geschrieben und mit der göttlichen Energie aufgeladen.

Es ist ganz einfach: Du musst nur ein wenig blättern und schon fühlst du dich wieder dem Himmel ein Stückchen näher.

Die Liebe sitzt in unseren Herzen, sie will heraus und gelebt werden.

Die Paula zeigt dir, liebe Leserin und lieber Leser, wie du es trotz der zahlreichen Herausforderungen in deinem Leben schaffen kannst, leicht und beschwingt durch dein Leben zu wandern.

"Dieses Büchlein ist ein kleiner Schatz, den es aufzubewahren lohnt und immer dann, wenn das Glück außer Sichtweite ist, wieder hervorgeholt werden kann."

Die geistige Welt des Lichts will uns erinnern, warum wir hier auf der Erde wohnen: Wir brauchen nichts anderes außer glücklich zu sein- die Liebe will in unser Leben einziehen. Das Leben soll Spaß machen! Nicht nur am Wochenende oder im Urlaub, nein jeden Tag und jede Stunde deines Lebens.

Die Engel wollen uns Menschen, an unseren wahren Ursprung erinnern, und uns zeigen wie wir unsere Herzen öffnen können. Wenn genug Liebe in die Welt strömt, steigt nicht nur unsere eigene Schwingung, sondern auch die des Planeten.

Wir und die Erde steigen in eine höhere Dimension auf, wenn unsere Schwingung hoch genug ist.

Die Liebe will aus den verschlossenen Herzen befreit werden- den Weg zeigen dir die Engel aus der Urquelle.

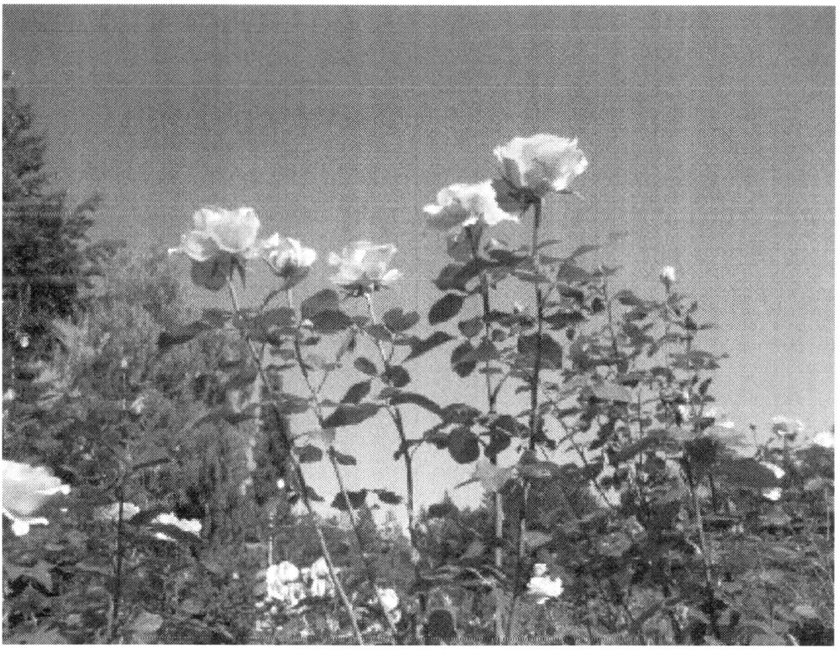

Die Autorin

Paula Himmelreich ist bekannt für ihre Publikationen zum Thema Bewusstsein.

Paulas Erkenntnisse die das Leben leichter machen

Ihr Erfahrungen möchte sie gerne teilen.

Wenn die Menschen grundlos glücklich sind und bedingungslos lieben-

dann ist der Himmel jetzt schon auf Erden.

Die Wahrheit ist immer ganz einfach

ist etwas kompliziert,

dann ist es nicht wahr

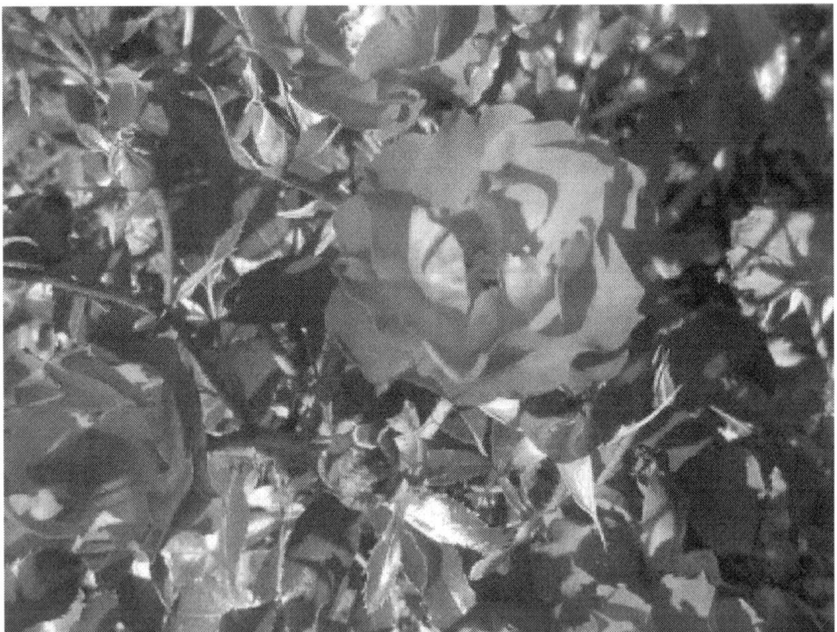

Haftungsausschluss

Bei psychischen oder körperlichen Beschwerden ist es ratsam einen Arzt aufzusuchen. Dieses Buch stellt keinen ärztlichen Ratgeber dar, und ist kein Ersatz für eine ärztliche Diagnose. Jegliche Haftung ist ausgeschlossen.

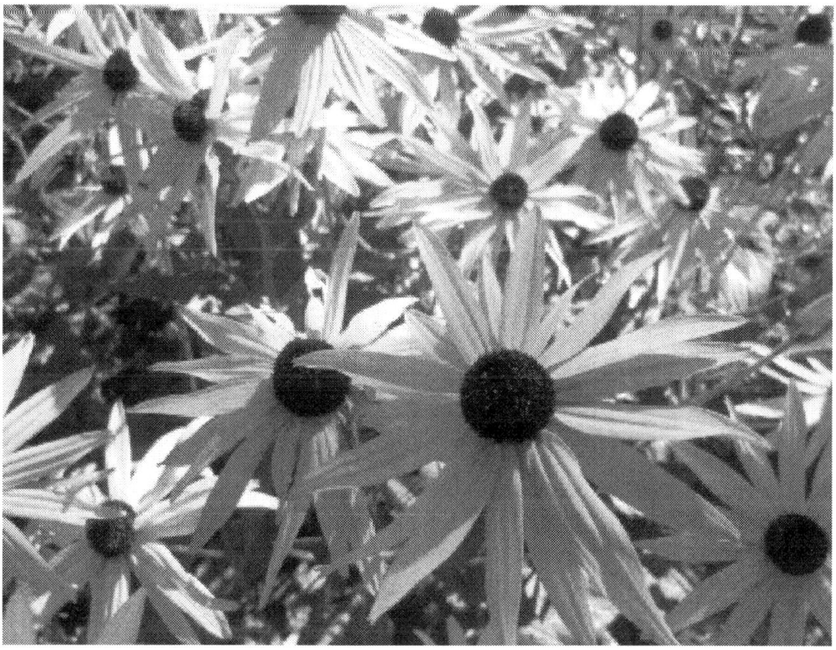

Inhaltsverzeichnis

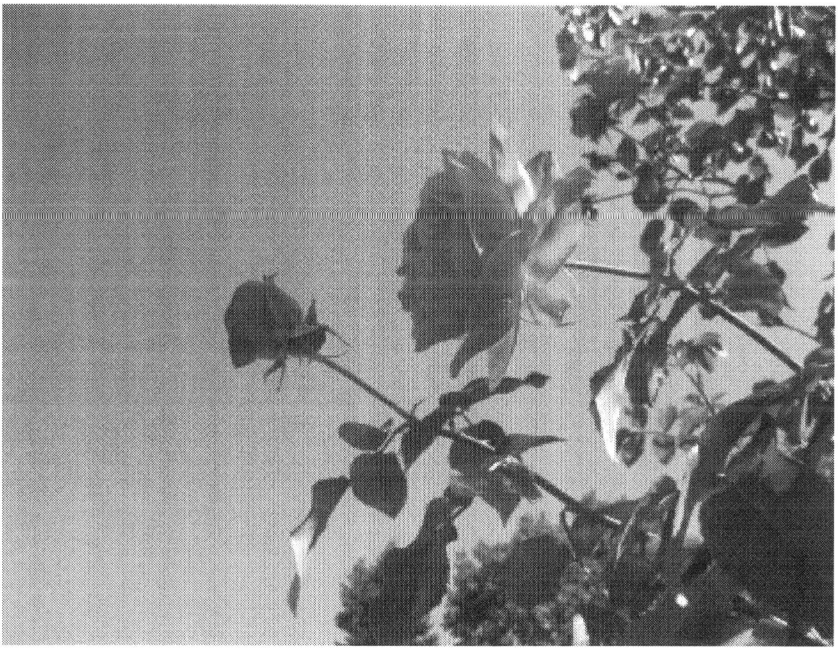

PAULAS ERKENNTNISSE FÜR EIN LEICHTERES LEBEN - *Glöckchen 3*

Das 3. Glöckchen handelt von der Liebe. Nach dem Wunscherfüllungs-Glöckchen und den himmlischen Beziehungen ist dieses Glöckchen ein besonderes Werk. In diesen Zeilen schwingt die Liebe, unsere höchste Schwingungsebene die wir als Menschen auf der Erde erreichen können.

Wenn du dich jetzt fragst, was denn die "höchste Schwingungsebene" sein soll, dann erinnere dich an dein allerschönstes Erlebnis in deinem Leben, an dem du grundlos glücklich gewesen bist. Da warst du auf dieser Ebene. Hier ist alles fein. Dort wirst du keine Wünsche mehr haben. Du könntest singen, tanzen und hüpfen. Du fühlst dich total glücklich und möchtest nie mehr diesen Zustand verlassen. Genau das ist diese Ebene. Das ist das erklärte Ziel aller Menschen: Einfach grundlos glücklich zu sein.

Genau davon handelt dieses *Glöckchen 3*, das dir der Himmel hiermit in die Hand drückt.

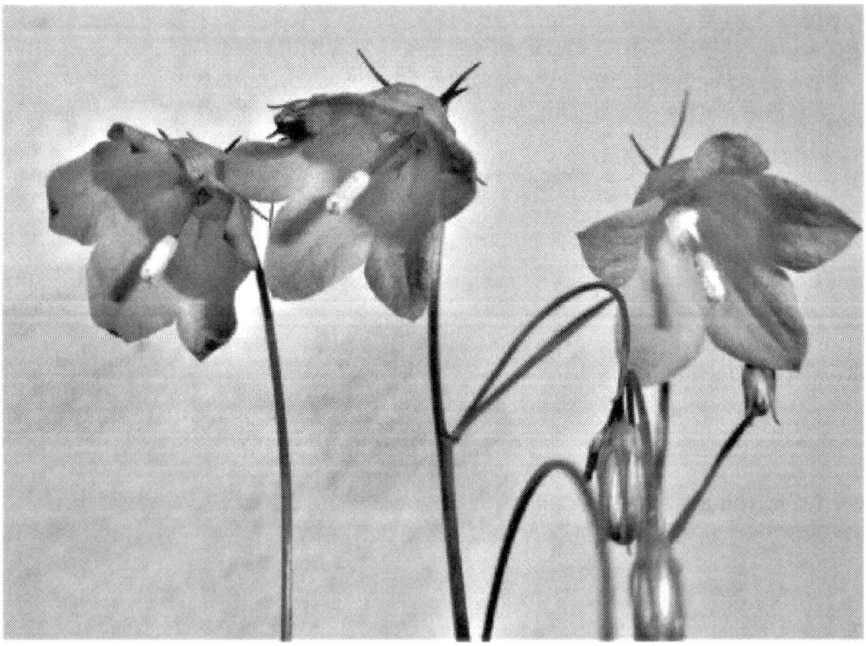

Lies es mit deinem Herzen, denn genau da wohnt die Liebe.

Vorwort

Es ist so weit: Es dauert nicht mehr lange und die Erde steigt mit ihren Bewohnern auf in eine höhere Dimension. Ich weiß, sehr viele Menschen können es kaum erwarten, bis es endlich so weit ist. Sich in einen Fernsehsessel zu setzen und abzuwarten, mag vielleicht sehr entspannend sein, allerdings nicht sonderlich hilfreich, was die weltweite Schwingungssteigerung anbelangt. Dieser Aufstieg ist nichts anderes als eine Frequenzverschiebung beziehungsweise ein Bewusstseinssprung.

Als wir noch im Mittelalter lebten, natürlich in einem unserer früheren Leben, wäre es noch undenkbar gewesen in die 5. Dimension aufzusteigen. Erst seit ein paar Jahren steigt das Bewusstsein der Menschheit sehr stark an und zeitgleich auch die unterschiedlichen Energien. Was hat sich gegenüber dem Mittelalter verändert?

Die Herzen der Menschen sind viel offener als in diesen dunklen Zeiten. Damals gab es noch sehr wenig Liebe auf der Erde, beziehungsweise in den meisten Erdteilen. Heute öffnen immer mehr Menschen ihre Herzen und entdecken, dass sie miteinander verbunden sind. Trennung ist eine Illusion.

Sind wir in der Liebe, können wir die höchste Schwingungsfrequenz auf der Erde erreichen. Um dem Aufstieg einen Turbo zu verleihen, sollten wir uns alle sooft wie möglich in den hohen Schwingungsebenen herumtreiben.

Das hörte sich wie ein Witz an, ist es aber nicht: Je mehr Menschen "hoch schwingen" ,umso schneller steigen wir mit der Erde auf. Klar, wir können miteinander eine sehr hohe Energie aufbauen, genauso gut aber auch das Gegenteil bewirken- davon soll aber in diesem Glöckchen keine Rede sein.

Dieses Büchlein soll **nur** von **guten** Dingen berichten und dich liebe Leserin oder Leser in galaktische Sphären katapultieren, damit du fröhlich gestimmt durch dein Leben wandeln kannst. Ich zeige dir auch, wenn dich mal wieder ein gemeiner Mensch von deiner Wolke 7 schubsen möchte, wie du wieder, im Handumdrehen, nach oben kommen kannst.

Lies diese Zeilen, wie alles aus meiner Feder, aber von den Engeln andiktiert, nur mit deinem Herzen. Sperre deinen Verstand währenddessen in einen Schrank oder in den Geräteschuppen.

Auch dieses Diktat, von der geistigen Welt des Lichts, soll dir eine Hilfe in deinem Leben sein.

Das Glöckchen 3 sollte dein ständiger Begleiter sein. Stelle am Ende diese Botschaft nicht in ein Regal, sondern behalte sie immer in deiner Reichweite. Wenn du im Alltag wieder einmal auf Talfahrt gehst und dich schlecht fühlst, dann schlage eine Seite auf und du wirst genau für dein Problem eine Antwort finden, und in Windeseile wieder auf Steigflug gehen.

Lass dich auf einen Höhenflug mitnehmen. Komm, wir schauen uns die Welt von oben an:

Steig mit ein, wir fliegen eine Runde

Bist du schon einmal geflogen? Falls nicht, hast du sicherlich schon einmal im Fernsehen einen Film gesehen, indem gezeigt wird, wie die Erde von oben aussieht. Am Fenster sitzend kannst du sehen, wie nach dem Start bei steigender Höhe, die Häuser und die ganze Landschaft immer kleiner und kleiner werden. Die Menschen und Tiere sind nach kurzer Zeit schon nicht mehr zu erkennen. In kürzester Zeit fliegt man sogar über den Wolken. Ein tolles Gefühl- über dir scheint die Sonne und drunter sind watteähnliche Wolken. Es ist sehr friedlich hier oben. Unten auf der Erde geht das Leben ganz normal weiter. Einige rennen in die Arbeit, andere liegen auf ihrer Liege. Alles geht wie immer seinen Lauf, nur hier oben scheint die Zeit irgendwie stillzustehen. Da gibt es keine Steuerbescheide, lärmende Nachbarn und auch keine nervigen Vorgesetzten.

Alles ist völlig ruhig und es gibt keine Probleme hier oben.

Schön, da möchte man gar nicht mehr so schnell landen. Weißt du was?

Wir landen jetzt einfach nicht! Wir schalten den Autopiloten ein und fliegen einfach weiter, immer um die Erde herum. Falls sich der Sprit dem Ende neigt, lassen wir einfach ein Tankflugzeug nachtanken.

Also lehne dich entspannt zurück und genieße den Flug.

Lasse dich nicht von deiner Wolke 7 schubsen

Mir wird oftmals vorgeworfen, ich wäre ein Realitätsverweigerer- ich würde sozusagen die Welt durch eine rosarote Brille sehen.

Dazu kann ich nur sagen: Ja, das stimmt, genauso ist es! Soll ich dir etwas sagen? Es ist toll! Ich schaue wirklich nur da hin, wo es etwas Schönes zu sehen gibt. Das andere blende ich konsequent aus. So bin ich auf einer Ebene, die einfach richtig Spaß macht.

Dafür sind wir doch auf die Erde gekommen oder habe ich da etwas **vor** meinem Eintreffen falsch verstanden? Bei manchen Menschen habe ich manchmal den Eindruck, sie denken es müsse irgendwie extra kompliziert sein und vor allen Dingen: **todernst**!

Da bin ich ganz anderer Meinung. Ich bin der Ansicht je lockerer wir sind, umso leichter klappt alles. Das ist auch völlig klar. Wer die Energiegesetzte kennt weiß, dass Energie nur fließen kann, wenn nichts blockiert, also bremst.

Bleiben wir alle mal schön locker und genießen den Flug.

Ein ganzes Buch voller Liebe. Solltest du auch so gerne auf deiner Wolke 7 sitzen, weil du dich einfach nur freust, dann lass dich auf keinen Fall von einer Spaßbremse herunterziehen. Bleib einfach sitzen und freue dich weiter.

Sollte so ein Griesgram kommen und dir die neuesten Märchen aus Berlin erzählen wollen, drehe dich um und höre gar nicht zu.

Das ist **keine** Realitätsverweigerung, sondern diese Haltung ist sehr schlau. Stelle dir vor, alle Menschen würden konsequent locker flockig und völlig entspannt leben, dann würden wir alle schon im Paradies sein, und nicht in der 3. Dimension herumeiern.

Würden wir die Märchen die uns aus der Hauptstadt und aus Brüssel erzählt werden nicht für wahr halten, wäre schon Frieden auf Erden.

Ich weiß, mindestens einmal habe ich die Anekdote erzählt, aber ich möchte sie auch den Leserinnen und Leser nicht vorenthalten, die sie noch nicht kennen, da ich sie für sehr bedeutsam halte:

Es geht um den Glauben und um Energie, die unserer Aufmerksamkeit folgt und dem damit verbundenen Kampf.

Kämpfe nicht- ignoriere

Es gibt einen sehr schönen Film, ich glaube es geht darin um Merlin dem Zauberer und einer bösen Hexe. Das Ende der Geschichte löste bei mir ein regelrechtes "Aha-Erlebnis" aus. Das war einer der Zeitpunkte in meinem Leben, als der berühmte Groschen wieder einmal fiel.

Das Ende des Films:

Der Zauberer und das ganze Dorf standen der bösen Hexe gegenüber. Die Hexe wollte noch einmal ihren bösen Zauber über die Gemeinde legen und holte noch einmal zum finalen Schlag aus- in diesem Moment sprach der Zauberer zu ihr:

"Du hast keine Macht mehr über uns, egal was du tun möchtest, es ist uns egal!" Er und das Volk drehten sich um und sie zogen von dannen.

Die böse Hexe zerfiel zu Staub.

Als ich diese Szene, vor vielen Jahren sah, da ging mir richtig ein Licht auf. **Das** war die Lösung. Nicht der Kampf **gegen** etwas, **nein**, einfach ignorieren- dann löst sich das Problem von alleine auf.

Super, eine Lösung die soooo einfach ist. Man muss sich überhaupt nicht anstrengen. Keine Petitionen unterschreiben, keine Demonstrationen besuchen, keine faulen Eier auf jemanden werfen... (kleiner Scherz am Rande)

Tja, diese Variante, in diesem schönen Film, gefiel mir sehr gut. Das ist wirklich etwas für Faule.

Ist das Leben wirklich soooo einfach? Kann man einfach alles ignorieren und es geht von alleine?

Dieses Glöckchen ist ein Buch voller Liebe, Negativität: Fehlanzeige. Also werde ich auch keine Diskussion anzetteln, ob man es sich soooo leicht machen kann und darf und ob man die böse Welt so sein lassen soll, wie sie ist. Oder müsse man doch etwas verändern...?

Es gibt da ein Energiegesetz, das sollte man kennen um zu verstehen, dass es keinen Sinn macht zu kämpfen.

Je mehr Energie du in eine Sache hineinsteckst umso größer wird sie. Die Energie wird noch verstärkt, das ist das Problem. Dieser Weg führt definitiv nicht zum gewünschten Erfolg.

Ich sage dir einmal etwas: Wenn jemand schon sehr viel Energie in den Kampf steckte, dann ich. Nur mit der Aufzählung meiner Aktionen könnte ich schon ein ganzes Büchlein füllen. Das werde ich aber tunlichst unterlassen. Diese Erkenntnisse in dem Glöckchen, sollen dir ja eine kleine Abkürzung anbieten. Durch diese Erfahrungen kannst du dir etwas Lebenszeit ersparen und den direkten Weg gehen.

Wenn du in diesem Punkt von meiner jahrelangen Erfahrung profitieren möchtest, dann sage ich dir ganz ehrlich: Gib den Kampf auf. Drehe dich um und lasse die böse Welt ihr Spiel spielen! Spiele nicht mit! Wende dich ab und lebe **du dein** Leben, wie **du** es willst. Wenn du die Welt verändern willst, dann konzentriere dich voll und ganz darauf **deine** eigene Schwingung hochzuhalten. Setze es dir zum Ziel, den ganzen Tag glücklich, fröhlich und liebevoll zu sein.

Je öfter du glücklich bist, desto mehr entziehst du **denen** ihre Energie. Sie zerfallen zu Staub, wenn genügend Menschen in der Liebe sind.

Ich freue mich auf den Tag, wenn sämtliche Parlamente weltweit zu Staub zerfallen und sich alle selbsternannten Kontrollorgane in Luft auflösen.

Dann haben wir es geschafft und sind auf der neuen Erde.

Wir machen sie mit unserer Liebe platt!

Komm, jetzt lassen wir die Liebe aus unseren Herzen in die Welt strömen, mach doch einfach mit:

Die Liebe will in die Welt hinaus

Liebe ist Energie, Liebe schwingt, Liebe ist ein Gefühl, Liebe ist die höchstmögliche Energie hier auf Erden die wir als Mensch fühlen können. Es lohnt sich wirklich diesen himmlischen Seinszustand sooft wie möglich, zu erreichen.

Reine Liebe berührt die Herzen der Menschen, aber auch unsere anderen Mitbewohner. Falls bei dir zu Hause eine Katze, Hund oder anderes Tier wohnt, dann streichel es doch mal ganz liebevoll oder knuddele es. Dankbares Hinschmeicheln oder Geschnurre wirst du dafür ernten. Die Liebe "fließt".

Es gibt Tests die **beweisen**, dass Liebe eine wundervolle und auch heilende Wirkung auf unsere Umwelt hat.

Du kannst folgendes Experiment einmal ausprobieren:

Stelle 2 identische Blumen, vielleicht in einem Töpfchen, nebeneinander auf. Klebe auf das eine ein Zettelchen mit dem Wort Wut oder Hass darauf und auf das andere Liebe. Dann sendest du genau diese Gefühle, die auf den Töpfen stehen dem Blümchen und kontrollierst was nach 2 Wochen passiert ist. Du wirst einen deutlichen Unterschied zwischen den zwei Blumen bemerken. Diejenige die mit Liebe bombardiert wurde, wird deutlich kräftiger sein als das andere arme

Pflänzchen, das mit unschönen Gefühlen fertig werden musste.

Ich selbst habe solch ein Experiment noch nie gemacht, da ich es nicht übers Herz bringe, eine Pflanze mit negativen Gefühlen zu bombardieren. Ich kenne die Auswirkung der Gefühle sehr genau. Unsere sämtliche Umwelt spürt unsere Gefühle und reagiert darauf. Besonders auch unsere eigenen Zellen. Wenn wir liebevoll sind, spürt das unser ganzer Zellhaufen und kann sich entsprechend "gut sortieren".

Haben wir eine liebevolle Einstellung zu uns und der Welt, haben wir die allerbesten Chancen ein gesundes und reiches Leben zu führen.

Denn:

Alles, was du aussendest kommt zu dir zurück!

Diesen Satz solltest du dir einmal so richtig durch den Kopf gehen lassen:

Wenn alles wieder zurückkommt, dann wäre es wirklich nicht besonders schlau, Wut, Ärger oder gar eine Aggression hinauszuschicken... Oder?

Versuche es doch einmal mit der Liebe, es ist toll, wenn von allen Seiten Liebe zurückströmt. Das macht richtig Spaß, glaub mir.

Probiere es ruhig aus, keine Angst, es kann nichts passieren, außer, dass es Spaß macht.

Sei nicht geizig, du kannst ruhig großzügig liebevoll sein, deine Liebe ist nicht endlich.

Liebe ist das einzige das sich vermehrt, je mehr du gibst!!!

Versuche folgendes: Wenn du dich morgens auf den Weg in die Welt hinaus machst, zieh dich nicht nur schick an, sondern setze zur Abwechslung einmal dein **schönstes** Gesicht auf!

Strahle so, als ob du gerade im Lotto gewonnen hättest. Laufe grinsend durch die Gegend. Lächle die Menschen an, du wirst sehen sie freuen sich. Gehst du noch vor der Arbeit einkaufen, dann wechsle ein paar Worte mit den Angestellten, mache ein paar Witze. Du kannst dir nicht vorstellen wie sich die Menschen freuen, wenn es etwas zu Lachen gibt.

Öffne dein Herz ganz weit und laufe mit offenen Augen durch die Welt. Schaue dir alles an, als ob du es das erste Mal gesehen hättest.

Gut, jetzt wirst du sagen:"Toll, ich wohne seit 30 Jahren hier, wie soll ich da noch etwas Neues zu sehen bekommen?"

Ich gebe dir einen Garantieschein, dass du noch nicht **alles** gesehen hast.

Wenn du bis jetzt mit Scheuklappen durch die Welt **gerast** bist, wirst du noch nicht viel gesehen haben. Du hast die Welt bisher aus deiner bisher gewohnten, Ebene gesehen. In dieser Schwingungsfrequenz sah deine Umgebung so aus, wie du sie kennst.

So, und jetzt öffnest du dein Herz ganz weit und schwebst in einer ganz hohen Sphäre- du verströmst die Liebe überall hin. Plötzlich siehst du ein wundervoll mit Blumen geschmücktes Haus, die netten Hühner im Vorgarten der Gärtnerei und die riesengroße Blumenwiese, die hinter dem Supermarkt angelegt wurde. Wunderbar. Auf dieser Ebene ist das Leben schön, im wahrsten Sinne des Wortes: einfach nur schön.

Alles sieht sauberer, harmonischer und lieblicher aus. Eine schöne Ebene hier zu leben. Weißt du was? Mir gefällt es hier, ich habe keine Lust auf niedrigere Bewusstseinsebenen, da macht es einfach keinen Spaß.

Komm, wir bleiben auf der hohen Schwingung und schauen uns noch ein bisschen um:

Schaue die Welt mit deinem Herzen an

Ein sehr weiser Mann soll einmal gesagt haben, man sehe die Welt nur mit seinem Herzen gut, alles Wesentliche könne man mit seinen Augen nicht sehen. Dem ist nichts hinzuzufügen.

Ich zeige dir die Welt, wenn du dein Herz öffnest und mit mir auf Entdeckungsreise gehst.

Schließe deine Augen und richte deine Aufmerksamkeit auf dein Herzchakra. Das ist in der Höhe deines physischen Herzens und ist grün. Solltest du es dir nicht so gut vorstellen können, dann schau es dir in einem Buch oder im Internet an, wie es dargestellt wird.

Ich stelle mir die Chakren immer als Blumen vor. Auch wenn ich heile und die Chakren wieder in Schwung bringe, öffne ich diese Blüten alle wieder. Das bedarf einiger Übung und auch Geduld, oftmals sind die Chakren verschlossen und wehren sich regelrecht sich zu öffnen.

Stelle dir jetzt dein Herzchakra als Blüte vor und öffne die Blüte. Wenn sie nicht aufgehen will, sei geduldig.

Sage dir: "Ich gehe in Resonanz zur bedingungslosen höheren Liebe". Du wirst sehen, plötzlich öffnet sich die Blüte und ein wohliges Gefühl macht sich breit.

Falls du eine "harte Nuss" bist und es klappt nicht mit dem öffnen, dann setze dich an deinen Computer und schau dir einen lustigen Film an, bei dem du Tränen lachen musst. Bist du noch von der alten Sorte, dann hole dir das klassische Witze Buch heraus und lache dich krumm.

Lachen öffnet sofort das Herz. Du kannst mit keiner Methode so schnell dein Herzchakra öffnen wie mit einem Lachkrampf.

So, ich gehe davon aus, dass dein Herz jetzt weit offen ist, gehe einfach mal hinaus in die Welt. Es ist völlig egal, wohin du gehst. Mit der Liebe in deinem Herzen wirst du nur Schönes erleben. Du bist in einer Frequenz, in der alles fein ist.

Ah, beinahe hätte ich es vergessen: Lass doch die alte Spaßbremse zu Hause. Sperre ihn in einen Schrank oder den Keller, dann hast du viel mehr Freude. Du weißt nicht von wem ich spreche? Deinen Verstand oder besser gesagt dein Ego. Also dein Gehirn solltest du schon mitnehmen, sonst könnte es ein wenig kritisch werden, falls du dich in dein Auto setzten willst, um loszufahren. Ohne Gehirn Auto zu fahren, könnte ungesund sein.

Jetzt öffne deine Augen ganz bewusst. Nachdem dein plapperndes Ego zu Hause eingesperrt vor sich hin schmollt, kannst du endlich einmal aufatmen und die Welt mit allen Sinnen betrachten. Schau dich mal um so als, ob du das erste Mal in dieser Gegend wärst. Vielleicht hast du das Glück und durftest schon einmal im Urlaub verreisen. Erinnere dich an solch einen Urlaubsaufenthalt:

Nach der ersten Übernachtung und dem wunderbaren Frühstück bist du neugierig losgelaufen, um die Gegend zu erkunden. Du hast dich riesig über die schöne Landschaft, die wunderbaren Gärten, die gepflegten Häuser und die netten

Menschen, gefreut. Falls du im Ausland deine Ferien verbracht hast, bist du sicherlich total neugierig in einen Laden gegangen, um zu schauen, was es denn hier alles so zu kaufen gibt. Begeistert bist du zwischen den Regalen geschlendert und hast vielleicht sogar etwas eingekauft.

Mittags bist du voller freudiger Erwartung zum Essen gegangen. Klar, im Ausland gibt es immer andere Spezialitäten als zu Hause. Selbst eine Reise nach Österreich wird zu einem kulinarischen Hochgenuss, wenn man sich einen duftenden Kaiserschmarrn bestellt.

Spiele doch einmal einen ganzen Tag lang Urlaub. Dazu musst du nirgends hinfahren. Ich bin mir ganz sicher, dass es in deiner Gegend noch sehr viel Neues zu entdecken ist.

Mir geht es sehr oft so, dass ich plötzlich völlig neue Wanderwege entdecke, an denen ich schon jahrelang vorbeimarschiert bin. Meistens bemerke ich die schönen Plätzchen immer dann, wenn ich in einer höheren Ebene schwebe! (grins)

Ja das ist wirklich kein Witz- man sieht die Welt mit völlig anderen Augen, wenn das Herz offen ist. Und: Es macht viel mehr Spaß.

Einen angenehmen Nebeneffekt gibt es auch: Wenn du in deinem Lebensumfeld "Urlaub spielst", kannst du dir viel Geld sparen. Du hast keine Fahrt- oder Flugkosten und auch keine Übernachtungskosten.

Von den Kindern können wir viel lernen. Sie gehen einfach in eine Welt, in der sie **alles** sein können. Warum sollen nur immer die Kinder spielen?

Vielleicht hast du Lust und du nimmst jemanden mit in deinen Urlaub, dann macht es noch mehr Spaß. Ziehe dich schön an, nimm dir eine Brotzeit mit oder ein bisschen Geld und marschiere los. Freue dich auf den Tag und was es alles zu entdecken gibt. Solltest du einen Fotoapparat haben, dann schieße viele Fotos, um sie dann einem lieben Menschen zu zeigen. Schreibe doch zur Abwechslung mal eine Postkarte. Glaub mir, der Empfänger freut sich sicherlich. Es sind immer so schöne Fotos der regionalen Sehenswürdigkeiten abgebildet.

Setze dich in die Sonne, genieße jeden Augenblick und freue dich, dass du am Leben bist. Ist es nicht herrlich, zu atmen? Einfach nur zu sein? Ohne Verpflichtung, nur einfach dazusitzen und dem Bach zuzuhören wie er plätschert? Sitzt du vielleicht in einer Fußgängerzone und schaust den Menschen beim Flanieren zu? Herrlich nur zu schauen, wie das Leben so dahin läuft. Genieße jeden Augenblick. Es ist ein Geschenk, wenn du so einen wunderschönen Tag erleben darfst, das ist nicht selbstverständlich.

Erlebe deinen Urlaubstag mit allen deinen Sinnen. Setze dich gemütlich hin und schließe die Augen und rieche ganz bewusst. Welche Gerüche nimmst du wahr? Sind in der Nähe Blumen oder riechst du ein Parfüm eines Spaziergängers?

Nimm dir ruhig ein bisschen Zeit zum Schnuppern, eine seltene Erfahrung.

Es wird Zeit deinen Geschmackssinn zu benutzen. Kehre in eine Gaststätte ein und bestellte dir ein leckeres Essen. Denke daran: Du bist im Urlaub, da schaut man in der Regel nicht auf den Preis. Genieße jeden einzelnen Bissen. Achte weder auf die Kalorien noch auf den Nährwertgehalt, esse einfach, was dir schmeckt, und davon viel! Das Leben ist herrlich. Vergiss nicht, dir eine Nachspeise zu bestellen, im Urlaub gönnt man sich etwas!

Das Leben ist ein Genuss und essen gehört unbedingt dazu.

Liebe geht durch den Magen

Essen hält Leib und Seele zusammen. Die Mahlzeiten sind viel mehr als nur Nährstoffe und Kalorien, nein unser Essen versorgt uns mit der Lebensenergie. Deshalb essen wir. Wir benötigen ebenso Energie wie ein Auto. Ohne regelmäßig zu tanken, bleiben wir nicht gleich stehen wie ein Auto, aber irgendwann würden wir einfach aufhören zu leben. Gut, eine gewisse Zeit geht es ohne Essen schon, aber irgendwann ist dann das irdische Dasein beendet und wir können wieder auf der Wolke sitzend Hosianna singen.

Wir leben also nicht nur von den Vitaminen die im Obst oder Gemüse enthalten sind, sondern von deren Energie.

Pflanzen speichern Energie und genau diese Energie geben sie an uns beim Verzehr weiter.

Es gibt Menschen, die verzichten auf den Umweg des Essens, und leben nur einzig und alleine von Energie. Sie essen keine Früchte mehr um Energie aufzunehmen sondern filtern sozusagen die Energie aus der Umgebung, ohne etwas zu essen. Sie schauen in die Sonne und tanken ihre Energie regelrecht. Wenn man das kann, ist das toll. Stell dir vor, wie viel Zeit und Geld man sparen kann, wenn man nichts mehr essen muss. Einkaufen, kochen und abspülen ist dann alles überflüssig. Nur Sonne tanken und glücklich sein und schon ist man satt. Ich finde das echt klasse! (So sehe ich das als Hausfrau!)

Allerdings, verzichtet man auch auf ein großes Stück Lebensfreude.

Ich weiß, Menschen die nur von Energie leben haben einen hohen Bewusstseinszustand, sonst könnten sie das gar nicht. Ich rate ausdrücklich ab, irgendwelche Experimente in diese Richtung zu starten, wenn man nicht wirklich fit ist in solchen Praktiken. Klar, Heilfasten das kann man eine geraume Zeit durchführen, aber von Lichtnahrung zu leben, das ist noch einmal eine ganz andere Hausnummer. Dazu bedarf es viel Wissen und Bewusstseinstraining.

Ich will dich natürlich nicht vom Essen abbringen, ganz im Gegenteil! Ich möchte dir zeigen, wie herrlich Essen sein kann und wie die Liebe durch den Magen geht.

Ich habe eine Freundin, sie ist Köchin von Beruf. Alle ihre Mahlzeiten bereitet sie mit viel Liebe zu. Einige Zeit arbeitete ich mit ihr zusammen- niemals hat sie auch nur ein einziges Essen ohne Liebe gekocht. Ihr Herz war immer offen und mit ihrer ganzen Leidenschaft und auch Hingabe hat sie wundervolle köstliche Mahlzeiten gezaubert. Jedes Gericht war nicht nur ein Gaumenschmaus, sondern auch ein echter Hingucker. Das Auge isst bekanntlich mit.

Beim Essen werden alle unsere Sinne angeregt. Lerne bewusst zu essen, dann hast du anschließend nicht nur den Magen voll, sondern bist auch wunderbar mit liebevoller Energie versorgt.

Solltest du der- oder diejenige sein, der bei euch kocht, dann öffne dein Herz und lege deine ganze Liebe in diese Arbeit. Diese wunderschöne Energie geht in die Zutaten und dann anschließend in das Körpersystem über. Unterschätze die Energien nicht. Liebevolle Energien versorgen optimal dein Lebensgefährt. Liebe schwingt sehr hoch und heilt alles. Mit deiner Liebe, kannst du liebe Köchin, lieber Koch, deine Liebsten zu Hause nicht nur glücklich und satt, sondern vor allen Dingen auch gesund machen.

Essen ist himmlisch. Schau doch einmal runter, zu unseren südländischen Freunden. Sie zelebrieren regelrecht ihre Mahlzeiten. Viel können wir von diesen Menschen lernen. Es scheint fast so, als ob sie bei jedem Gericht ein Fest feiern würden. Es wird geratscht und gelacht, ein richtiges Freudenfest! Da fließt unheimlich viel Liebe. Alleine die Zubereitung der Speisen erfordert viel Zeit der Köchin oder des Kochs. Sie essen immer mehrere Gänge und nach Möglichkeit wird alles frisch zubereitet.

Weißt du, ich denke das mit den Kalorien zählen ist Blödsinn. Meiner Meinung nach, sollte das, was man in den Mund steckt ungiftig sein und voller lebendiger Energie, also nicht tot sein. Es sollte mit Liebe wachsen dürfen und mit Liebe verarbeitet werden. (Es versteht sich von selbst, dass man natürlich seine Freunde nicht isst!)

Nur dann kann der Zweck des Nähren unseres Körpers und auch der Seele, erfüllt sein.

Unsere Zellen brauchen keine Kalorien, sie brauchen Liebe und Energie.

Als ich noch auf meiner Wolke herumsaß und überlegte, ob ich wieder eine Runde auf der Erde drehen sollte, habe ich mich an mein letztes Leben in Frankreich erinnert. Das himmlische Essen hat mich dazu animiert noch einmal hier zu landen.

Denke immer daran: Wenn du wieder feinstofflich bist, also **nach** deinem irdischen Ableben, kannst du dich ja wieder von

Manna ernähren. Na ja, kann ich da nur sagen! Gut ist etwas anderes! (grins)

So ein Käsekuchen mit Sahne, eine wundervolle frisch zubereitete Steinofenpizza oder eine Spinat Lasagne... mir läuft das Wasser im Mund zusammen. Ach ich wüsste noch viel mehr, aber das sollte ich ja nicht mehr essen: Pralinen, besonders selbst produzierte von meiner Freundin, Eis und natürlich Schokolade!

Ich verkneife mir bewusst nichts, denn ich habe keine Lust mich nach meinem Erdaufenthalt zu ärgern, die Leckereien nicht genossen zu haben- immerhin ein Hauptgrund für diese Inkarnation. Alles mit Maß und Ziel, denn zuviel von den "ungesunden" Schleckereien, bewirken genau das Gegenteil: Dann macht das Leben auch nicht mehr soviel Spaß, wenn der Körper kaputt geht.

Ich freue mich jeden Tag auf mein Mittagessen. Ich genieße mein Essen, egal was es gibt. Ich liebe Kartoffeln und Gemüse genauso wie Salate oder Aufläufe mit viel Knoblauch. Herrlich!

Das Leben ist ein Genuss. Ich liebe es. Schön, dass ich hier sein darf!

Nichts ist selbstverständlich

Momentan wird der Himmel ganz langsam hell, die Sonne wird in einer Stunde aufgehen. Woher ich das weiß? Na ja, ich erlebe das immerhin schon ein paar Jahrzehnte lang. Immer in etwas um die gleiche Uhrzeit, mit jahreszeitlichen Schwankungen, geht die Sonne in der Früh auf. Davon gehe ich einfach aus, wenn das seit Menschengedenken so war, dass es heute wieder so sein wird.

Falsch gedacht!

Gut, **wahrscheinlich** wird es heute wieder so sein wie gestern, aber wissen können wir es dennoch nicht. Wer weiß schon, was heute alles passieren wird. Wir leben meist so **unaufmerksam** in den Tag hinein und sind uns gar nicht bewusst, dass plötzlich alles anders sein kann. Ich weiß, das ist ein Büchlein voller Liebe, Negativität hat hier keinen Raum.

Ich wollte dich über einen kleinen Umweg zur Achtsamkeit führen. Natürlich ist es Blödsinn, den ganzen Tag mit Angst durch die Gegend zu laufen:

"Huch, ich könnte heute einen Autounfall haben, das Atomkraftwerk ist auch schon in die Jahre gekommen und längst überfällig in die Luft zu gehen, und wer weiß, ob ich heute nicht meinen Mann in flagranti erwische und unsere Ehe bald Geschichte ist..."

Nein, das wäre wirklich übertrieben und sogar kontraproduktiv. Mit solchen Gedanken befindest du dich genau in der gegenteiligen Schwingungsfrequenz der Liebe, nämlich in der Angst. Das wollen wir nicht!

Bewusstsein ist etwas anderes. Sich seiner selbst bewusst zu sein.

Bewusst sein, dass nichts selbstverständlich ist, dass alles ein Geschenk ist.

Dein ganzes Leben, so wie du es jetzt gerade lebst, ist das Ergebnis deiner Gedanken und Gefühle, die du in der Vergangenheit produziert hast. Aber auch **dein** Lebensplan, den du vor deinem Einzug ins Leben geschmiedet hast, spielt eine bedeutende Rolle.

Und: Es ist ein Geschenk. Dein Leben ist ein Geschenk des Himmels. Ohne den göttlichen Funken in dir ist schnell Schluss. Mit Schluss meine ich ganz vorbei- Erdenkleid ausziehen und langes weißes Kleidchen anziehen, Harfe in die Hand nehmen und den ganzen Tag "Hosianna" singen. So oder so ähnlich ist es.

Ich möchte dir nur einen kleinen Gedankenanstoß geben, damit du dir immer bewusst bist, dass nichts selbstverständlich ist.

Wenn du in diesem Punkt eher "bewusstlos" bist, dann rate ich dir einem Krankenhaus einen Besuch abzustatten. Ja du hast richtig gelesen: Keinen kranken Menschen zu besuchen, sondern einfach so in ein Krankenhaus zu spazieren, die Onkologieabteilung zu durchstreifen und wenn das noch nicht reicht, gehst du noch in die Kinderonkologie. Spätestens jetzt wirst du dankbar sein. Ich hätte dir jetzt auch raten können ein armes afrikanisches oder indisches Land zu besuchen. Das ist aber nicht praktikabel. Die Zustände in diesen Ländern kannst du dir sehr gut im Fernsehen oder Internet ansehen.

So jetzt habe ich dich dazu animiert, negative Dinge anzusehen. Aber wie heißt es so schön? Der Zweck heiligt die Mittel.

Wenn du jetzt erkannt hast, dass nichts selbstverständlich ist, wirst du automatisch dankbar, vielleicht sogar ehrfürchtig sein.

Dankbarkeit

Ich bin dankbar, dass die Anästhesie erfunden wurde und bei uns angewendet wird. Bei jedem Zahnarztbesuch bin ich unendlich dankbar, eine Spritze zu bekommen!

Richtig froh bin ich auch, hier leben zu dürfen und nicht in einem Gebiet der Erde, das von Naturkatastrophen heimgesucht wird oder sich im Krieg befindet. Es ist angenehm, wenn das Leben nicht beschwerlich ist. Ich freue mich, dass ich nicht in ärmlichen Verhältnissen ohne medizinische Versorgung leben muss. Das Wasser kommt aus dem Hahn, der Strom aus der Steckdose und ein Auto habe ich auch. Das ist für den Großteil der Erdbevölkerung nicht selbstverständlich. Die würden sich riesig freuen mit diesen Annehmlichkeiten leben zu dürfen. Ich freue mich darüber sehr. Ja, ich gebe zu nicht jeden Tag, aber schon relativ oft. Meist werde ich erinnert, wenn ich die armen afrikanischen Frauen im Fernsehen sehe, wie sie sich plagen müssen. Egal welche Arbeiten sie verrichten, immer haben sie ein Kind auf dem Rücken geschnallt und noch eine ganze Horde kleiner Nachzöglinge am Rock hängen. Die Ehemänner sitzen im Schatten und sie müssen Holz und Wasser holen, das Essen zubereiten und die schwere Feldarbeit verrichten.

Ich schreibe das scheinbar "negative" hier in dieses Liebesbüchlein, weil es gar nicht negativ ist! Diese Menschen leben so und kennen es nicht anders. Sie dürfen im Einklang mit der Natur leben, das ist wunderbar und beneidenswert!

Aber für mich, von meiner Warte aus betrachtet, sieht deren Leben beschwerlich aus, weil ich es von klein auf anders gewöhnt bin.

Zu sehr bin ich verweichlicht und bequem, deshalb freue ich mich über mein angenehmes Leben, und bin auch dankbar dafür.

Ebenfalls bin ich unendlich dankbar mit meinen Augen sehen zu können. Ich habe eine unendliche Freude an der Schönheit der Natur. Ich freue mich wie ein kleines Kind, wenn ich Blumen sehe, oder in meinem Gemüsegarten sehen kann wie sich die Früchte entwickeln. Ein wirkliches Geschenk die Schöpfung Gottes sehen zu dürfen.

Unendlich dankbar bin ich für jede Mahlzeit. Es ist schon ein bisschen dekadent, wenn ich mir sogar überlegen kann: Was esse ich heute und was esse ich morgen?... Ich habe das Privileg mir sogar besonders leckere Dinge leisten zu können. Ein hochwertiges Olivenöl aus Italien, natürlich in Bio-Qualität oder ein echt steirisches Kürbiskernöl, ein wahr gewordener Traum! Ich könnte die Öle pur trinken! Die Lebensmittel sind bei uns nicht nur ein Füllstoff um satt zu sein, nein wir dürfen sie auch genießen und können aus einer großen Vielzahl verschiedener Früchte wählen. Das ist wirklich ein Geschenk.

Ich möchte meine Liste jetzt beenden, sonst sagst du, die Paula füllt mit ihren Dankesreden ein ganzes Buch! Da hast du Recht!

Du sollst dir durch den Kopf gehen lassen, wofür **du** dankbar bist. Ich bin mir sicher, **du** kannst ein ganzes Buch damit füllen.

An dieser Stelle möchte ich mich bei dir liebe Leserin, lieber Leser ganz herzlich bedanken, dass du diese Zeilen liest und das Büchlein gekauft hast. Das erfüllt mich mit großer Freude und Dankbarkeit. Manchmal schreiben mir Menschen, sie geben das Büchlein, das ihnen gefallen hat, sogar weiter um es Andere lesen zu lassen. Das ist dann eine ganz besondere Freude für mich. Vielen Dank dafür!

Ein dankbares Herz ist der Schlüssel für ein glückliches Leben.

Wenn du **jetzt** dankbar für dein Leben bist, erschaffst du dir automatisch ein noch viel Schöneres und reicheres Leben. Dankbarkeit verändert alles.

Ich lasse jetzt ein bisschen Platz, damit **du** aufschreiben kannst, wofür du dankbar bist. Meist werden einem durch das Schreiben erst Dinge richtig bewusst.

Investiere ein paar Minuten Zeit, um **deine** Liste zu schreiben, wofür **du** alles dankbar bist. Ich kann leider nicht so viele Leerseiten in das Büchlein einfügen. Das wäre nicht gerade umweltfreundlich. Lege dir einfach ein Blatt Papier zusätzlich genau hier in diese Seite. Ich bin mir sicher, du brauchst diese extra Seite. **Jeder** Mensch hat viele Dinge, für die er dankbar sein kann. Gut, bei jedem Menschen gibt es unterschiedliche Gründe warum er dankbar sein kann, aber es sind immer eine ganze Vielzahl, selbst wenn jemand ein schweres Leben hat. Interessant ist, dass jemand der ein scheinbares beschwerliches Leben führt, zufriedener ist, als ein Luxus-verwöhnter Promi. Das wurde übrigens durch eine großangelegte Umfrage bewiesen: Geld und Güter, also materieller Wohlstand, sind kein Garant für Glück, beziehungsweise sich glücklich zu fühlen.

Ich bin dankbar für:

Jetzt krempel einmal deine Ärmel hoch, es gibt etwas zu tun:

Programmiere dich auf die Liebe um

Erinnerst du dich an die Blumentöpfe und den Zettelchen auf denen entweder Wut/Hass oder Liebe stand? Du kannst mit einem negativen Gefühl einer Blume tatsächlich schaden. So ähnlich ist es bei dir selbst auch. Du denkst dir jetzt sicherlich, da wäre ein gewaltiger Unterschied zwischen dir und einer Blume. Gut, da mag schon der eine oder andere Unterschied sein- dennoch hast du und die Blume Zellen, und auch Bewusstsein.

Vielleicht gehen wir zuerst einmal zum Wasser. Ohne Wasser gibt es kein Leben, das haben wir mit allen Lebewesen auf der Erde gemeinsam.

Zum allergrößten Teil besteht unser menschlicher Körper aus Wasser, immerhin bis zu 95 Prozent!

Ein gewisser Dr. Emoto machte eine erstaunliche Entdeckung:

Er fand heraus, dass Wasser die Einflüsse von Gedanken und Gefühlen aufnehmen und speichern könne. Er experimentierte mit Wasser in Flaschen, die er entweder mit positiven Botschaften wie „Danke“ oder negativen Botschaften wie „Hass“ beschriftete und anschließend gefror, fotografierte und anhand der Eiskristalle, konnte er seine Rückschlüsse ziehen. Seinen Hypothesen zufolge formt mit positiven Botschaften beschriftetes Wasser stets vollkommene Eiskristalle, während Wasser mit negativen Botschaften unvollkommene Kristallformen annimmt.

So programmierst du deine Zellen automatisch auch durch dein Wasser, das die Informationen der Gefühle speichert.

Jedes Mal, wenn du jemanden oder etwas deine Liebe schenkst, liebst du automatisch auch dich selbst. Dein ganzer Zellhaufen wird mit Liebe überflutet und jede einzelne Zelle speichert diese Liebe. Du musst dich also nicht **extra** in Selbstliebe üben um andere Menschen lieben zu können.

Es ist meiner Ansicht nach sowieso nicht praktikabel sich "einzureden" man liebe sich selbst. Das ist schwer. Bei mir hat das nicht funktioniert. Ich muss mich nicht lieben, ich liebe einfach. Ich trage einfach dieses warme Gefühl mit mir herum und freue mich. Da muss ich nicht darüber nachdenken, wem ich dieses Gefühl schicke, nein es ist einfach da. Fertig. Nicht mehr und nicht weniger. Wenn ich mit diesem sonnigen Gefühl der Liebe in meinem Herzen durch das Leben spaziere verteile ich es automatisch. Da muss ich nichts dabei denken. Ganz im Gegenteil, das Denken würde mich wieder aus dem Gefühl der Liebe herauskatapultieren. Wenn ich mein Herz offen habe und Menschen, Tiere, Mineralien oder Pflanzen begegne, dann wird alleine aufgrund des Blickkontakts oder dem Berühren der Auren, diese hohe Schwingung ausgetauscht. Das geht alles ganz von alleine. Es ist ganz leicht.

Mache es dir nicht unnötig schwer. Keiner sagt es ist kompliziert. Nur einige Menschen, die vielleicht Geld mit dir verdienen wollen, sagen dir, du musst dieses oder jenes machen, um ein bewusster Mensch zu werden. Die geistige Welt kringelt sich vor lachen, wenn sie sieht, wie verkrampft wir Menschen uns um etwas bemühen. Sie ermahnen uns, locker zu bleiben. Das durfte ich mir auch schon ein paarmal anhören: Ich solle, gelassen sein und: "Das war schon mal besser!" Das haben sie wortwörtlich gesagt.

Es ist ganz klar: Alles ist Energie. Wenn wir uns verkrampfen, um irgendwie zu sein, dann kann keine Energie fließen, und alles stockt. Die geistige Welt des Lichts hilft uns immer, wenn wir sie lassen. Sind wir selbst allerdings unentspannt, dann blockieren wir selbst die Hilfe. Nicht, unsere Freunde lassen uns im Stich und helfen uns nicht, nein, wir selbst haben die Handbremse gezogen und nichts kommt durch.

Wieder einmal: So einfach ist es!

Die Lösung ist: Locker und flockig durch das Leben zu marschieren und auf seine Gefühle zu hören, die zeigen einem immer den richtigen Weg. Wenn es dann noch gelingt, das Herz für die Liebe ganz weit geöffnet zu haben, dann ist die Schwingung sehr hoch und dann macht das Leben erst richtig Spaß. Dann läuft es, in allen Bereichen.

Liebe ist die höchste Schwingungsebene, in dieser Ebene ist alles möglich und hier geschieht Heilung. Wenn du jemanden liebst, schwingt dein Körper/deine Zellen sehr hoch. In diesem Zustand verändert sich dein gesamtes Zellsystem. Die Zellen werden mit Liebe informiert und können sich neu strukturieren.

Wir haben nicht mehr dieselben Zellen, wie bei unserer Geburt. Das ist logisch- würden wir ja sonst noch alle als

Babys herumlaufen (oder herumkrabbeln), wenn das so wäre. Nein, im Ernst, unsere Zellen sterben regelmäßig ab und bilden sich wieder neu. Die Kunst einen gesunden Körper zu bekommen ist nur die:

Man muss es schaffen, bevor die alten Zellen absterben und die neuen gebildet werden, ein neues Programm einzuspielen. Somit können die neu entstehenden Zellen mit der neuen Programmierung funktionieren.

Es muss der Kreislauf unterbrochen werden. Sonst ist es wie bei einem Staffellauf, bei dem immer die gleichen Informationen von der absterbenden Zelle zu der neu entstehenden Zelle, weitergegeben werden.

Da du ja nicht weißt, wann genau eine Zelle sich dem Zelltod hingibt und eine neue geboren wird, ist es vielleicht kein Fehler **immer** liebevoll, fröhlich und glücklich zu sein. Ich würde mal sagen: Schaden kann es ja nicht!

Jede einzelne Gefühlsregung wird gespeichert. Wenn du möchtest, dass es dir gutgeht, solltest du so viel Liebe wie möglich in den Äther hinaus blasen. Der allergrößte Nutznießer bist du selbst. Deine Zellen sind voller Liebe und leben harmonisch miteinander, tauschen sich schön aus, und werden genau diese harmonische und gesunde Information an die nächste Generation Zellen weitergeben.

Die geistige Welt hat mir erst gestern wortwörtlich gesagt:

"Jeder Mensch ist für sich verantwortlich, seine Gedanken spiegeln seine Gesundheit wider."

Jetzt weißt du, was zu tun ist: Sende tonnenweise Liebe in die Welt hinaus, du wirst sehen wie sich **dein** Leben zum Besseren verändert. Dein ganzer Körper und deine geistigen Kleider werden erfüllt sein von dieser wundervollen Energie der Liebe.

Wenn du dieses Liebesgefühl als deinen "Normalzustand" integrierst, wirst du von einem Wunder zum nächsten schlittern. Plötzlich schüttet man das Füllhorn über dich aus und du kannst den Himmel auf Erden erleben.

Liebe ohne Bedingungen

In partnerschaftlichen Beziehungen ist es landläufig so, dass die Liebe meist an Bedingungen geknüpft ist. Werden sie nicht erfüllt, ist die Liebe schnell vergessen.

Ich liebe dich über alles aber nur wenn du ...

... den Hochzeitstag nicht vergisst, meine Mutter mit in den Urlaub nimmst und mich mein ganzes Leben lang auf Händen trägst...

Oder, ist es vielleicht gar keine Liebe?

Liebe ist immer bedingungslos-

sonst ist es keine Liebe, sondern nur ein Geschäft.

Mir gefällt der Vergleich mit der Sonne sehr gut, sie ist bedingungslos. Freilich, sie scheint auf alle und jeden ohne zu bewerten oder auszusortieren:

Sie sagt nicht: Also den Jammerlappen, den lasse ich mal im Regen stehen, oder der Meckerfritze hat sich aber nun wirklich keine Sonnenbräune verdient, usw.

Wenn du deine Liebe einfach so, ohne etwas zu erwarten und ohne vorher auszusortieren, ob derjenige deine Liebe überhaupt verdient hat, hinausschickst, dann hast du den höchsten Bewusstseinszustand erreicht, den du auf der Erde erreichen kannst.

Klassenziel mit Bravour erreicht!!! (lächel)

Mit der bedingungslosen Liebe katapultierst du dich selbst in astronomische Höhen. In dieser Schwingungsfrequenz ist **alles** möglich.

Ja du hast schon richtig gelesen: Da ist wirklich **alles** möglich, nicht nur ein bisschen.

Was ist denn eigentlich alles? Tja, jetzt muss ich natürlich ein bisschen zurückrudern, da ich selbst auch **noch** nicht beamen kann. Dennoch ist es so, dass die Beschränkungen immer nur auf der Verstandesebene stattfinden.

Weißt du, der liebe Gott liebt ja auch **alle** seine Schäfchen, auch diejenigen die sich manchmal wie Schafe benehmen. Obwohl, das ist eine Beleidigung für unsere wolligen Freunde, nein die sich benehmen wie ... ach denke dir einfach selber ein Wort aus, für Menschen die noch viel üben müssen.

Lerne es bedingungslos zu lieben, dann hast du ein wunderschönes sorgenfreies Leben. Weißt du warum?

Dann bist du in dieser "hier ist alles wunderbar-Frequenz" angekommen. Das ist eine Ebene, die schöner nicht sein kann. Da ist alles rosarot und himmelblau.

Komm, wir gehen zusammen auf diese wunderschöne Schwingungsebene:

Ausflug auf die höchste Schwingungsebene

Bist du bereit? Bist du dir sicher?

Kannst du es aushalten einfach so, grundlos glücklich zu sein? Könntest du es schaffen, dich immer zu freuen? Nein natürlich nicht, aber vielleicht **fast** immer? Glaub mir, es ist nicht schwer, es tut nicht einmal weh! Spring doch mal über deinen Schatten und erlaube dir glücklich zu sein, liebe einfach so darauf los. Mach es wie die Kinder: Laufe einfach los, ohne Ziel, einfach so. Umarme die Welt, hüpfe, tanze und singe und höre nicht mehr damit auf. Falls du dich genierst, weil du nicht mehr aussiehst wie ein kleines Kind, aber kindisch bist wie ein solches, dann fahre einfach weit genug weg, bis du sicher sein kannst, dass dich keiner kennt.

Jetzt steig aus dem Zug oder Auto aus und sei mal richtig peinlich. Ich bin mir sicher, dir fällt da einiges ein, um richtig Spaß zu haben. Setze dein schönstes Sonntagsgesicht auf- und vor allen Dingen: **lächeln**.

Grinse vor dich hin, lächle alle Menschen denen du begegnest an und öffne vor allen Dingen deine Augen. Betrachte die Welt so als, ob du sie das erste Mal sehen würdest. Schau dir alles ganz genau an.

Öffne dein Herz gaaaaaaaaaaaaaanz weit und schicke deine ganze Liebe hinaus. Betrachte die Welt mit den Augen der Liebe. Du wirst sehen wie viel Liebe du zurückbekommst. Die Menschen spüren deine Energie und schicken sie wieder zurück. Besonders Kinder können das noch sehr gut spüren und auch die Tiere. Sei gespannt was du alles erleben wirst.

Wenn du in der Frequenz der bedingungslosen Liebe bist, wirst du nur das Allerbeste erleben. Hier ist das sprichwörtliche Paradies- das Paradies auf Erden kannst du hier finden.

Erwarte nichts und du wirst alles bekommen.

Auf dieser Ebene gibt es kein Leid, keinen Schmerz und auch keine schmerzvollen Erfahrungen. Wenn es dir so ähnlich wie mir geht und du ungern leidest, dann versuche mit **allen** Mitteln auf diese Ebene der Liebe zu kommen.

Falls du dich zu den glücklichen Menschen zählen kannst und einen Partner an deiner Seite hast, dann kannst du sehr leicht lernen zu lieben. Mache alles, damit dein Mann/deine Frau glücklich sind. Lies ihm/ihr alle Wünsche von den Augen ab. Koche das allerbeste Essen, bringe spontan Geschenke mit nach Hause und höre mit Hingabe deiner Liebsten/deinem Liebsten zu.

Schaue mal ganz tief in seine Augen und sei ganz da, wenn dir dein Mann, etwas erzählt. Schenke ihm deine Zeit. (ich schreibe nicht mehr Frau/Mann, du entschuldigst diese Faulheit...) Was gibt es Schöneres als einem Menschen zu zeigen, dass er in diesem Moment der Wichtigste in deinem Leben ist?

Wenn du mit deiner ganzen Hingabe einen Menschen liebst und ihm nur das Allerbeste wünschst, dann liebst du bedingungslos und bist auf der Bewusstseinsskala ganz oben angelangt.

Gibst du, ohne an dich zu denken, einfach nur, weil du gerne gibst, ohne etwas dafür zu erwarten, dann ist es bedingungslos und die größtmögliche Energie kann fließen.

Weißt du das Wichtigste bei allem, was du tust ist:

Du sollst es mit Liebe tun oder es sein lassen.

Nur wenn du mit ganzer Liebe bei einer Sache bist, fließt Energie.

Es kommt noch besser:

Du kennst jetzt das Prinzip mit der Energie, die wieder zurückkommt. Ich weiss ich wiederhole mich, aber es ist sehr sehr wichtig ***dieses*** Energiegesetz zu verstehen.

Alles, was du aussendest kommt zu dir zurück.

Denke noch einmal wirklich über den Inhalt dieses Satzes nach:

Wenn du **dieses** Prinzip richtig verstanden hast, dann wirst du **nie** mehr etwas Anderes als Liebe in die Welt hinausschicken.

Oder, man könnte sonst denken du wärst nicht besonders schlau, wenn du jemanden beschimpfst oder beleidigst.

Diese Energie kommt natürlich auch zurück.

Nicht gut und nicht schön!

Und: nicht zu vergessen, solche negativen Energien können ganz schön weh tun, wenn sie zurückkommen.

Nein, da ich davon ausgehe, dass du keine Eigentore schießen möchtest, wirst du natürlich nur noch positiven Gefühle in den Äther blasen.

Solltest du wirklich vorhaben das Glück zu packen und nicht wieder loszulassen, dann brauchst du wirklich nichts anderes zu tun: außer glücklich zu sein.

Sei fröhlich! Verpasse nie eine Gelegenheit, um Spaß zu machen. Lachen öffnet sofort das Herz und es fließt Liebe. Du kannst nie zu viel lachen. Wenn jemand meint, du wärst kindisch, dann freue dich. Dann hast du alles richtig gemacht.

Was gibt es Schöneres, als einen so heftigen Lachkrampf zu bekommen, dass einem hinterher gleich der Bauch weh tut! Anschließend ist man fix und fertig: ein herrliches Gefühl!

Du solltest dir jeden Tag ein paar "Streiche" überlegen. Das ist toll, wenn man seine Mitmenschen auf den Arm nimmt.

Auf dieser Ebene kann auch nichts "passieren". Da kannst du getrost deine Haustüre ganz weit offen lassen. Es wird dir niemand etwas wegnehmen. Wenn du von Herzen liebst, bist du auf einer Ebene in der sich nur Menschen tummeln, die auch lieben.

Kannst du das verstehen, was das eigentlich bedeutet?

Je nachdem in welcher Ebene du dich herumtreibst, genau "solche" Menschen wirst du dann treffen, die ebenso in dieser Ebene leben.

Wenn du deine Umgebung genau betrachtest, kannst du sehen, wo du dich gerade schwingungsmäßig befindest:

Wie sieht dein Leben aus? Dein Alltag ist der Spiegel deines Inneren. Wenn es außen nicht so ganz "schön" aussieht und nicht richtig laufen will, dann kannst du immer und jederzeit umschwenken auf die Liebe.

Hast du vielleicht ein Haustier? Dann fällt es dir sicherlich ganz leicht zu lieben. So ein Hund, eine Katze oder ein kleiner Elefant sind wirklich putzig und man kann so einen lieben Vierbeiner nicht oft genug streicheln und knuddeln. Ein himmlisches Gefühl, mit seinem haarigen Freund abends einzuschlafen. Gut mit dem Elefanten... na ja.

Noch eine letzte Frage in diesem Kapitel: Hast du ein Kind? Auch dann sollte die Liebe kein Problem sein. Kinder sind putzig, es gibt immer viel mit ihnen zu lachen. Man kann aber auch sehr gut "über" sie lachen. Bevor jetzt entrüstete Eltern über mich herfallen: Es ist wirklich lustig, wie tollpatschig so kleine Erdlinge versuchen ihre Gliedmaßen zu koordinieren, oder wie sie essen beziehungsweise "versuchen" zu essen. Herrlich! Im Umgang mit Kindern geht sicherlich jedem das Herz auf. Freilich, auch das Wutbarometer steigt gelegentlich ... Das ist auch normal und gehört dazu.

Solltest du noch kleine Nachzöglinge zu Hause haben, dann könntest du ein Tagebuch führen und die lustigen Anekdoten deines Kindes eintragen.

Immer wenn etwas bei meiner Tochter besonders lustig war, habe ich es in dieses Büchlein eingetragen. Jetzt, da sie erwachsen ist, hat sie eine helle Freude daran, wenn sie über ihre "Schandtaten" oder lustigen Kapriolen nachlesen kann.

So haben wir nicht nur damals unseren Spaß mit ihr gehabt, sondern jetzt hat sie selber Spaß beim Lesen ihrer eigenen Kindheitsgeschichten.

Kinder kann man auch so schön kitzeln! Man kann sie aber auch, knuddeln und abküssen. So ein Kind trägt enorm dazu bei, das Herz zu öffnen. Es fließt soviel Liebe zwischen Eltern und Kind, in beiden Richtungen, dass es ein richtiger Turbo im Ebenen erklimmen sein kann.

Solltest du kein eigenes Kind haben, kannst du dir sicherlich eines ausleihen. Manchmal gibt es Eltern die haben nicht soviel Zeit für ihren Nachwuchs, die wären froh, wenn jemand ihre Kinder betreut.

Ich habe dir ja vorher geschrieben: Es sind wirklich **alle** Mittel recht um in diese schöne Energie der Liebe hineinzukommen. Da darf man sich auch Kinder ausleihen!

Warte nicht darauf, dass irgendjemand auf die Idee kommen könnte und dich zu lieben- liebe die ganze Welt einfach so, ohne irgendetwas zu erwarten.

Liebe kann uns zu Bettlern machen

Wenn du denkst, dass dich die Liebe eines Menschen glücklich machen würde, bist du deinem Ego auf den Leim gegangen.

"Ah heute habe ich Blumen bekommen mit einem Zettelchen und einem Herz darauf!"

"Gestern hat mir meine Frau gesagt, dass sie mich über alles liebt!"

Weißt du, es ist wunderschön, wenn man geliebt wird! Wer möchte nicht geliebt werden?

Dennoch, überlege dir folgendes: Du wirst von jemanden über alles geliebt, empfindest für die Person aber überhaupt nichts. Ganz ehrlich: Was nützt dir denn diese Liebe? Ich meine mit nützen, natürlich keinen materiellen Nutzen, nein, sondern einen gefühlsmäßigen Nutzen.

Wenn du als Empfänger nicht in der Frequenz der Liebe bist. Nimmst du dieses Gefühl überhaupt nicht wahr, du spürst es gar nicht. Es prallt sozusagen ab.

Es nützt dir also überhaupt nichts immer auf der Suche nach einem Menschen zu sein, der dich liebt, wenn **du** nicht **dein** Herz geöffnet hast und aus ganzem Herzen liebst.

Viele Menschen betteln regelrecht nach Liebe, das ist aber eine Sackgasse und wird so nicht funktionieren.

Um dieses unbeschreibliche Gefühl der Liebe spüren zu können, brauchst du niemanden, nur **dein** eigenes geöffnetes Herz.

Liebe braucht keinen Empfänger

Solltest du auch zu denjenigen Menschen zählen, die alles an sich reißen was man knuddeln oder liebhaben kann, solltest du dieses Kapitel lesen.

Natürlich macht es Spaß und ist wunderschön "etwas" oder "jemanden" zu lieben. Wir sind Menschen und möchten unseren Gefühlen Ausdruck verleihen.

Es ist schön jemanden zu umarmen, zu küssen oder zu knuddeln!

Mit der menschlichen Nähe können wir die Liebe "weitergeben". Das ist schön- Menschen mit Liebe zu überschütten oder natürlich auch unsere Freunde aus der Tierwelt lieb zu haben, ist wunderschön!

Dennoch, braucht die Liebe keinen "direkten" Empfänger.

Liebe **IST** einfach.

Wenn du **deine** Liebe in **deinem** Herzen fühlen kannst, dann bist du eine wandelnde Liebessäule.

Jeder der in deine Nähe kommt, kann dieses Gefühl spüren. Es verändert die Schwingung der Umgebung. Das heißt nichts anderes- du änderst die Frequenz alleine durch dein Sein!

Ich möchte auf etwas anderes hinaus. Es geht um einen sehr tiefen spirituellen Seinszustand.

Das ist die Liebe, die **in** unseren Herzen wohnt. Sie ist **in** uns, außen kann sie nicht gefunden werden. Sie ist immer schon da. Jeder hat sie. Keiner hat mehr oder weniger davon.

Es gibt Menschen die haben ein offenes Herz, sie sind so voller Liebe, dass sie eine Ausstrahlung haben, die einem schier den Boden unter den Füßen wegzieht.

Kennst du auch so jemanden? Von solchen Menschen möchte man gar nicht mehr von der Seite weichen. Es tut unglaublich gut in ihrer Nähe zu sein. Sie sind wahre Energietankstellen. Herrlich! Es ist wirklich ein Geschenk des Himmels, wenn man solch einen Menschen kennen darf.

Ich habe mich lange Zeit gefragt, was **diese** Menschen anders machen als ich? Wieso können die sich so freuen? Weshalb sind sie scheinbar immer fröhlich und voller Liebe? Sie sehen immer das halbvolle Glas und sprechen niemals schlecht von anderen Menschen.

Es dauerte eine Weile, bis ich das Geheimnis lüftete:

Solche Menschen haben immer eines gemeinsam: Sie haben ihr Herz geöffnet. Bei ihnen fließt die Liebe ungehindert. Sie haben keinen Energiemangel, da sie die Liebe herauslassen, ohne darüber nachzudenken oder Bedingungen zu stellen.

Und: Ganz wichtig ist folgende Tatsache: Durch ihren hohen Energiespiegel, sind sie nicht angreifbar. Das bedeutet, ihnen kann man auf dieser Ebene keine Energie abziehen. Sie haben einen Schutz, der sie ungehindert Liebe hinausschicken lässt, ohne dass sie selbst etwas zu befürchten hätten.

Sie lieben bedingungslos. Diese Menschen sind immer sehr großzügig und niemals geizig.

Sei großzügig, dann wirst du reich beschenkt

Liebende Menschen wissen, dass immer von allem genug da ist.

Mangel ist nur eine Illusion. Wer Liebe großzügig verteilt, wird ebenso vom Leben beschenkt. Nein, das war nicht ganz richtig: Um ein Vielfaches kehrt die Energie zurück, die ein liebender Mensch verteilt. Dasselbe Prinzip gilt für die materiellen Güter. Liebevolle Menschen sind nicht geizig, sie geben von Herzen gerne. Sie sind hilfsbereit und sehen immer, wenn jemand Hilfe benötigt. Von Herzen helfen sie gerne, meist **bevor** sie um Hilfe gebeten werden.

Sie leben nach dem Prinzip:

Geben ist seliger denn nehmen.

Gehörst du auch zu denjenigen, die sich wie ein kleines Kind freuen, wenn jemand **dein** Geschenk auspackt?

Es geht einem doch wirklich das Herz auf, wenn man die Freude des Beschenkten beim öffnen der Präsente beobachten kann.

Es macht so einen Spaß Geschenke zu verteilen. Nicht nur zu Anlässen- nein auch und auch ganz besonders, ohne irgendeinen Grund, da kann die Liebe fließen. Geschenke, wenn sie von Herzen kommen, sind immer "Liebesgeschenke". Das heißt, immer dann verschenkst du deine Liebe auch mit, an einen Menschen. Das ist doch ein schöner Gedanke. Oder?

Liebe zu verschenken...

Was könnte es Schöneres geben, als das wundervollste Gefühl das wir auf der Erde haben, großzügig zu verschenken?

Verschenke deine Liebe

Jetzt meine ich die Liebe in etwas materiellem verpackt. Versuche dieses wunderschöne Gefühl in etwas zu verpacken und jemanden zu schenken. Dir geht es sicherlich auch so, dass du dich freust, wenn dir spontan jemand ein Geschenk in die Hand drückt. Es muss nicht immer etwas Großes oder Besonderes sein das du verschenkst. Weißt du, es kommt immer darauf an wie viel Liebe du in das Geschenk steckst. Der Empfänger spürt die Liebe, es kommt überhaupt nicht auf das Geschenk an sich an, sondern nur auf die Liebe. Das kann auch mal nur eine Breze sein, die man jemanden spontan mitbringt. Ich verschenke gerne Obst und Gemüse aus dem Garten oder Pflänzchen. Wenn ich etwas gebe, dann immer nur die allerbesten Früchte. Lade ich Gäste ein, dann bewirte ich sie immer mit den allerbesten Köstlichkeiten. Jeder Mensch, der mein Haus betritt, wird wie ein König bewirtet.

Du kannst niemals zu viel Liebe geben, alles wird um ein Vielfaches zu dir zurückkehren. Denke bei allen deinen Handlungen daran:

Alles wird wieder zu dir zurückkehren.

Die Liebe verändert die Schwingungsfrequenz

Wir haben bereits von diesen "besonderen" Menschen gesprochen, die auf dieser Liebeswelle surfen. Sie haben eine solch anmutige Herzlichkeit, dass man sie einfach gernhaben muss. Nie wirken sie gestresst und haben meist einen lockeren Spruch auf den Lippen. Mit solchen Erdgeschwistern könnte man durch dick und dünn gehen. Humor haben Menschen mit offenem Herzen sowieso. Die Liebe und das Lachen sind untrennbar miteinander verbunden. Ein Griesgram hat natürlich kein geöffnetes Herz- klar, sonst wäre er ja kein Ekel.

Wir haben nicht nur unseren feststofflichen Körper, sondern auch unsere Aura. Dieses Energiefeld umgibt uns und ist untrennbar mit unserem materiellen Körper verbunden. Erst wenn wir wieder heimgehen, löst sich diese Einheit auf.

Befinden wir uns mit mehreren Menschen in einem Raum, berühren sich unsere Energiekörper. So können wir gegenseitig die Energie spüren, die einen Menschen umgibt.

Diese wandelnden Liebessäulen, von denen ich gerade gesprochen haben, tragen dieses enorme hohe Schwingung mit sich in ihren Energiekörpern herum. Das kann man sehr deutlich spüren und es ist wirklich angenehm in deren Energiefeld zu baden.

Bist du schon einmal in einem Konzert gewesen? Es gibt Künstler, die ein offenes Herz haben und dies in ihrer Musik als Geschenk verpacken. Jedes Mal wenn du diese Musik hörst, bekommst du dieses Liebesgeschenk und es hebt dich automatisch in eine höhere Bewusstseinsebene. Musik kann uns regelrecht emporheben.

Bei einem live Konzert ist natürlich durch die Präsenz des Künstlers diese Liebesenergie viel stärker spürbar, als bei Musik, die nur von einem Tonbandgerät abgespielt wird. (Wer jetzt nicht weiß, was ein Tonbandgerät ist oder war, kann sich glücklich schätzen, denn er ist noch sehr jung!) Da kann so ein Popkonzert schnell einmal zu einem Höhenflug werden, auch ohne Drogen.

Diese Liebesschwingung ist nicht raum- und zeitgebunden. Selbst Kompositionen die schon viele jahre-, jahrzehnte- oder gar jahrhundertealt sind, haben denselben Effekt.

Wusstest du, dass solche "Ausnahmekompositionen" von den Engeln an diktiert werden? Das ist dann eine wirkliche "Himmelsmusik". Das sind Geschenke des Himmels um uns zu helfen in die himmlischen Sphären gelangen zu können. Ich kann mir gut vorstellen, dass es bei "Freude schöner Götterfunken", so war.

Die Engel sind sehr lustige Gesellen. Sie lassen kaum eine Gelegenheit aus, um zu scherzen. Sie finden uns Menschen viel zu ernst. Um es uns leichter zu machen, helfen sie uns. Da sie aber ohne unser Einverständnis nicht eingreifen dürfen, müssen sie manchmal einen kleinen Trick anwenden, um uns zu erreichen. So etwas wie die Musik. Da sie sich damit nicht direkt einmischen, können sie ungefragt die Noten vom Himmel purzeln lassen. Der Komponist fängt sie auf und schreibt sie auf das Notenpapier.

Du kennst doch auch diese gigantischen Lieder, die einem das Herz hüpfen lassen- schon bei den ersten Akkorden fängt der Puls an zu rasen.

Ein kleiner Tipp am Rande: Bastel dir doch einen kleinen Zusammenschnitt deiner allerliebsten Lieder. Sobald deine Stimmung abrutscht, hörst du dir ein paar Songs an und schon bist du wieder oben, so einfach ist das.

Musik ist wirklich ein Turbo, der dich rasend schnell wieder auf deine Wolke katapultiert. Wichtig ist nur, dass du sie immer schnell greifbar hast.

Dann nimm deinen Küchenbesen und rock in deiner Küche voll ab. Das macht richtig viel Spaß! (das weiß ich aus eigener Erfahrung.)

Mache niemals deine Schotten dicht

Ich weiß, "spirituell" arbeitende Menschen raten gerne, man solle seine Chakren verschließen, wenn man das Haus verlässt. Das kann natürlich richtig und wichtig sein, wenn man sich zum Beispiel auf "gefährliches" Terrain begibt. Das könnte ein Krankenhaus oder ein Friedhof sein. Klar, auch in einer Nervenheilanstalt oder einem Gefängnis ist es sinnvoll nicht so "offen" herumzulaufen. Schnell könnte man ein ungewolltes Anhängsel mit nach Hause bringen.

Auch dann wäre es sinnvoll die Chakren zu schließen, wenn du nicht so gut drauf bist, ich sage mal: Wenn du eher tief unten schwingst. In diesen unteren Frequenzbereichen tummeln sich alle möglichen Geister und andere Wesenheiten herum und suchen nach einer Andockstelle.

Ebenso "tanken" andere Menschen gerne mal bei jemanden der einen Energieüberschuss mit sich herumträgt. So kann man mit geschlossenen Chakren, diesen Energieräubern seine Energie verwehren.

Bist du allerdings in der Frequenz der bedingungslosen Liebe, genießt du allerhöchsten Schutz.

Kein Mensch kann dir Energie abzapfen und keine Wesenheit wird sich bei dir andocken können. Du bist einfach viel zu weit "oben".

Wenn du in dieser Ebene bist, kann dir niemals etwas passieren. Du stehst sozusagen unter dem Schutz des Himmels. In dieser höchsten Schwingungsebene gibt es kein Leid, hier ist alles paletti. Wenn du dich von ganzem Herzen freust, bist du unangreifbar. Hier ist es völlig ungefährlich.

Das Leben ist ein völlig anderes als in den unteren Ebenen. Fast könnte der Eindruck entstehen, man ist der Welt entrückt. Ja vielleicht ist man das auch. Gut, die Adresse ist immer noch dieselbe, der Mann auch, nur das eigene Gefühl ist ein völlig anderes. Die Welt sieht plötzlich völlig verändert aus. Alles ist plötzlich viel schöner geworden.

Ich weiß, "schön" ist vielleicht ein zu banales Wort. Was ist schön? Über Schönheit lässt sich diskutieren.

Nicht aber über die Schönheit in der Liebesebene. Da ist alles harmonisch und ästhetisch.

Es ist das Paradies auf Erden, das ist die beste Bezeichnung. Ich habe über die neue Erde einiges erzählt, die bereits in einer höheren Dimension auf uns wartet. Der Schlüssel für das Tor in diesen neuen Seins zustand ist die Liebe.

Warnhinweis: Ich möchte dich ausdrücklich darauf hinweisen, nicht leichtfertig, also sozusagen Vollgas, dein Leben ab jetzt zu führen. Du liest das Büchlein und denkst, jetzt kannst du aus dem Fenster ohne Fallschirm springen, und mit 200 Sachen durch die Ortschaft brettern. Davon möchte ich dir tunlichst abraten. Du könntest dir weh tun, wenn du solche Experimente wagst, ohne auf der Liebesebene zu sein.

Woran du erkennen kannst, dass du auf der "ungefährlichen" Frequenz verweilst?

Ganz einfach: Du spürst es und du siehst es. Wenn die Welt plötzlich rosarot ist, dann bist du richtig. (schmunzel)

Solltest du das Bedürfnis nach "gefährlichen" Hobbys haben, dann bist du sicherlich **nicht** da gelandet, wo du hin wolltest.

In der Frequenz der Liebe hast du keine Wünsche und Bedürfnisse mehr. Da ist **alles** in völliger Ordnung.

Da **BIST** du einfach.

Nur so, ohne etwas zu wollen. Ein gigantisches Gefühl!

Übe liebevoll zu sein

Üben, üben und nochmal üben. Geht das? Kann man Liebe üben? Ja ich denke schon. Jede Veränderung, die man anstrebt, muss man üben. Es reicht nicht ein Stoßgebet gen Himmel zu schicken und dann ist alles gut. Es geht darum, über unseren Schatten zu springen, um wirklich etwas zu verändern.

Unser Gehirn, mit seinen sämtlichen neuronalen Verbindungen, muss sich erst neu "verdrahten" wenn wir unsere Gewohnheiten verändern.

Bist du es gewohnt deine Mundwinkel bis zu den Knien fallen zu lassen, keinen Menschen in die Augen zu schauen und deine Arme zu verschränken, wenn du ein Gespräch führst?

Falls du auch zu den vergesslichen Menschen zählst- hänge dir ein Zettelchen an deine Wohnungstür, mit dem Hinweis: "Immer schön Lächeln", oder so ähnlich.

Dieser Merkzettel soll dich erinnern, dass du mit deinem schönsten Gesicht außer Haus gehst, den Menschen ein Lächeln schenkst, denen du begegnest und mit deinem geöffneten Herzen die Liebe hinausströmen lässt.

Versuche dich selbst immer wieder daran zu erinnern, dass du lächeln sollst. Es wird dir automatisch auch besser gehen und die Menschen freuen sich.

Hast du es oft genug geübt, kannst du gar nicht mehr anders. Du läufst automatisch als Honigkuchenpferd umher. Mir fällt gerade die Schauspielerin Julia Roberts ein, ich glaube es gibt keinen Menschen, der ein breiteres Lächeln hat als sie. Super!

Wohin mit der ganzen Energie?

Lass sie doch einfach heraus die Liebe. Halte sie nicht zuück. Verteile sie großzügig.

Wenn du mal dein Herz geöffnet hast, kommt es dir so vor als ob es überläuft. Plötzlich hast du so viel Energie, dass du manchmal gar nicht weißt, wohin damit. Das ist wirklich ein erhebendes Gefühl.

Weißt du, auch den Alltag kannst du mit geöffnetem Herzen viel leichter bewerkstelligen. Die Pausen, die ich früher zwischen den Arbeiten einlegen musste, fallen jetzt völlig weg. Die Arbeit geht viel leichter von der Hand und ist nicht mehr so beschwerlich.

Es ist wirklich spürbar, wenn man in diese wunderbare Ebene wechselt. Es scheint, als ob ein Energie- oder Turboschalter gedrückt worden wäre.

Es lohnt sich wirklich in der Frequenz der Liebe zu leben, alles ist völlig leicht und unkompliziert.

Das Zauberwort und auch der Generalschlüssel

Die Antwort auf alle Fragen ist die Liebe und sie ist der Generalschlüssel für das Tor zur neuen Erde.

In einer höheren Dimension können wir Menschen nur leben, wenn wir lieben. So einfach ist das. Dazu braucht es keine Seminare, Workshops oder komplizierte Meditationstechniken. Die Liebe ist die höchst schwingende Energie, die wir Menschen auf der Erde erleben dürfen. Ein Geschenk des Himmels.

Weißt du, auf der neuen Erde ist alles fein, weil alles in genau dieser Frequenz der Liebe schwingt. Man kann es nicht oft genug wiederholen: Es lohnt sich wirklich immer oder sooft es möglich ist, in dieser hohen Energie zu sein. Die Wunder werden nicht mehr aufhören. Du wirst Begegnungen haben, die dich in Erstaunen versetzten. Du wirst dich fragen: "Wo in aller Welt waren sie denn bis jetzt alle versteckt?" Die "Gelegenheiten" stehen plötzlich Schlange und wollen von dir entdeckt werden.

Sicherlich, wenn du mit deinem Verstand anfängst, diese ganze Schwingungsangelegenheit zu erfassen, dann garantiere ich dir, dass sich deine Festplatte aufhängt. An dieses Thema darfst du nur mit deinem Herzen herangehen. Vor allen Dingen ist es wichtig zu vertrauen.

Das hat im Übrigen nichts mit Gutgläubigkeit oder "blauäugig sein" zu tun. Ganz im Gegenteil, wenn du das Gefühl hast, es könnte stimmen, dass das Leben ein Kinderspiel ist, dann kannst du es doch einfach einmal ausprobieren. Alles muss man erst probieren, um festzustellen, ob es funktioniert oder nicht. Genauso bin ich auch an diese Sache herangegangen. Als ich verstanden habe, dass das Leben nicht für alle Menschen gleich ist, wollte ich natürlich auf die Ebene, auf der alles toll ist. Das war mein erklärtes Ziel. Mein Leben sollte **leicht** sein, ich wollte nur eines: Egal wie sich mein Leben gestaltet, ich wollte damit zufrieden und glücklich sein.

Grundlos glücklich sein, das war das erklärte Ziel.

Glückliche Menschen lachen viel, sie laufen meist grinsend durch das Leben.

Liebe und Lachen sind untrennbar miteinander verbunden

Könnte jemand der liebt ein Gesicht wie 3-Tage-Regenwetter haben? Nein, eher nicht. Ich rate immer viel zu lachen, da es sehr schnell die Stimmung und die Schwingung steigen lässt. Das macht wirklich Spaß durch einen Lachkrampf, sogar in eine höhere Bewusstseinsebene katapultiert zu werden. Es kann kaum etwas Schöneres geben.

Menschen kann man am Gesicht ablesen, ob sie lustig oder ernst sind. Die Lachfalten können nicht täuschen. Es gibt Menschen, denen die Mundwinkel regelrecht herunterhängen, mit denen macht es keinen sonderlichen Spaß zusammen zu sein. Ich finde alte Menschen, deren Gesicht voller Lachfalten ist, wunderschön. Es kann einen doch sehr glücklich und zufrieden stimmen, später im Alter die vielen Lachfalten im Spiegel zu sehen. Das ist der Beweis für ein fröhliches Leben. Lachfalten machen ein Gesicht erst wirklich schön.

Schau mal in die Augen eines fröhlichen Menschen. Diese Leute strahlen von innen heraus, der Humor und die Liebe ist sichtbar. Die Augen blitzen richtig. Ein schönes Gefühl in solche Augen zu blicken.

Bevor du aus deinem Auto aussteigst, um in die Arbeit, in ein Geschäft, zum Frisör oder in das Fitnessstudio zu gehen, solltest du in den Rückspiegel schauen, um zu überprüfen, ob du dein strahlendstes Lächeln aufgesetzt hast.

Morgens, bevor du dein Badezimmer verlässt, solltest du nochmal im Spiegel nachsehen, ob deine Zähne schön sauber sind, damit du dein Blendax-Lächeln aufsetzten, kannst.

Stecke dir in deinen Geldbeutel einen Zettel: Bitte lächeln! Klebe dir den selbigen auf den Kühlschrank, auf die Klobrille und auf den Fernseher. Es ist eines der wichtigsten Dinge im Leben, das du niemals vergessen und unterlassen solltest: Lächle die Welt an, strahle wie ein Stern! Du bemerkst sicherlich, wie wichtig mir das Lachen ist, weil ich dich öfter aufmerksam mache, es nie zu vergessen!

Aber lache nicht halbherzig. Verziehe nicht nur dein Gesicht, sondern lächle aus ganzem Herzen. Begegne jedem Menschen mit offenem Herzen und strahle ihn an. Es freut die Menschen, wenn du sie anstrahlst. Du gibst ihnen das Gefühl der wichtigste Mensch in deinem Leben zu sein.

So sollte es auch sein- genau in diesem Moment sollte es der wichtigste Mensch in deinem Leben sein. Ob das die Bäckereiverkäuferin oder der TÜV-Gutachter ist, (gut bei dem letzteren ist es besonders wichtig, ihn anzulächeln...)in dem Moment der Begegnung, ist derjenige der allerwichtigste

Mensch für dich, weil es in diesem einzigen Moment niemanden anderen für dich gibt. Es gibt **jetzt** keine Ehefrau oder Mann, keine Kinder und auch keine beste Freundin, nein, nur **diesen** einen Menschen mit dem du gerade zusammengetroffen bist.

Was könnte mehr Freude bereiten, als von jemanden angelächelt zu werden, der nur Augen für einen selbst hat. Ein Mensch der ganz im Moment ist und wirklich voller Hingabe dem anderen in die Augen schaut und ihm wirklich zuhört, ist ein Bote Gottes. Er bringt die Liebe auf die Erde. Ein toller Job. Jeder kann ihn ausführen. Auch du kannst das. Der Segen des Himmels wird dir zuteil und alles wird dir gelingen. Wenn du aus ganzem Herzen gibst, ob es etwas Materielles oder deine Zeit ist- du wirst alles um ein Vielfaches zurückbekommen.

So steht es im Himmelsgesetz geschrieben. Sei dir sicher: Die himmlischen Bürokraten vergessen nie etwas. Die sind nicht so "gschlampert" wie die Beamten auf der Erde. Alles, wirklich jede Handlung, wird akribisch aufgezeichnet und mit x-facher Verstärkung an den Absender zurückgeschickt. Das ist wirklich himmlisch!

Aber: Nur dann, wenn es sich um positive, liebevolle Gefühle handelt- bei Wut, Hass oder Neid und Habgier, tut es beim Zurückschicken meist ein bisschen weh. Auch diese Gefühle werden verstärkt zurückgesandt.

Na ja, da lasse ich mir persönlich viel lieber die Liebe zurückschicken...

Solltest du lieber schöne Geschenke vom Himmel geliefert bekommen als furchtbare, dann weißt du jetzt, was zu tun ist:

Strahle mit deinem schönsten Lächeln aus deinem Herzen in die Welt hinaus. Liebe die Welt mit ihren sämtlichen Bewohnern, auch diejenigen bei denen es dir schwerfällt, oder die vielleicht ganz besonders.

Dein Lohn wird unermesslich sein.

Orte mit einer liebevollen Schwingung

Du kennst das sicherlich: Es gibt Orte an denen man sich einfach wohlfühlt. Ich meine jetzt nicht dein Wohnzimmer mit deinem Sofa, sondern einen fremden Ort. Du betrittst ein unbekanntes Gebäude, und spürst dieses "wohlfühl-Gefühl. Eine innere Wärme breitet sich aus, du spürst etwas Außergewöhnliches, das sich schwer beschreiben lässt. Vielleicht mit dem Wort Heimat oder Zuhause. Das kann ein Zuhause von anderen Menschen sein, das kann aber auch ein spiritueller Ort wie eine Kirche oder ein Kloster sein, aber auch eine Burg, ein Schloss oder ein sonstiges altes Gemäuer.

Du spürst die Energie, die sich in diesem Gemäuer befindet. Meist wohnen hier liebevolle Menschen, die solch harmonischen Energien erzeugten. Natürlich können auch

Erinnerungen dieses wohlige Gefühl erzeugen. Vielleicht erinnerst du dich an dein früheres Leben als König Ludwig, wenn du eines seiner Schlösser besichtigst. Wer weiß das schon so genau?

Das spielt auch keine Rolle, warum du diese Liebe spürst. Liebe zu fühlen ist immer schön und positiv. Da sollte man nicht auf die alte Spaßbremse "Ego" hören, die einem gleich wieder eine Geschichte auf das Auge drücken möchte, nur damit man weg vom Gefühl der Liebe kommt. Fühle die Liebe so lange sie da ist und genieße einfach. Nur so, ohne Grund.

Oftmals sind Orte die sehr lange von spirituell lebenden Menschen bewohnt wurden, sehr hochschwingend. Sie haben durch viele Gebete oder andere spirituelle Praktiken, den Ort energetisch angehoben.

Das muss nicht zwangsläufig ein Gebäude sein, nein ganze Landstriche können in höheren Dimensionen schwingen.

Du kennst doch sicherlich auch diese paradiesischen Orte auf der Erde. Ich meine jetzt nicht unbedingt die Karibik, nein es sind diese "besonderen" Orte die voller Liebe sind. Die Bewohner sind ganz besonders bewusst und liebevoll. Das erkennt man schon am Landschaftsbild. Da sieht alles zauberhaft und lieblich aus. Es gibt keine Monokulturen oder zubetonierte Flächen, nein da ist alles... Na ja, wie im Paradies.

Komm, geh mit mir ein Stückchen, ich kenne so einen Landstrich. Ich erzähle dir ein bisschen etwas von diesem kleinen Paradies:

Ein Stückchen Paradies: die Bretagne

Ich liebe Frankreich über alles, ganz besonders die Bretagne- ein ganz besonderes Fleckchen Erde in Frankreich. Als wir damals über die "Grenze" gefahren sind, änderte sich sofort alles. Plötzlich war diese Energie zu spüren. Ich muss erklären, die Bretonen sehen sich als eigenständiges Volk, und weniger als Franzosen. Es scheint fast, als ob bei denen alles langsamer abläuft. Bleibt man in einem Ort oder einer Stadt mit dem Auto kurz stehen, weil man sich orientieren möchte (was als Tourist nicht unüblich ist), bleiben die Autos hinter einem stehen und warten. Die warten tatsächlich auch minutenlang, ohne zu hupen und ohne vorbeizufahren. Das habe ich noch nie irgendwo anders erlebt. Egal welches Geschäft, Restaurant oder Hotel wir besuchten- die Menschen waren außerordentlich freundlich und strahlten eine unbeschreibliche Herzlichkeit aus. Die Häuser sind besonders liebevoll geschmückt und die Gärten mit außerordentlich vielen wunderschönen Blumen bewachsen.

Es ist ein echtes Vergnügen die Gegend zu erkunden. Auffällig war: Die Seitenstreifen an den Fahrbahnen waren eine regelrechte Augenweide. Sie waren mit Blumen und Sträuchern bepflanzt und wirklich schön anzuschauen, ebenso die Verkehrsinseln. Wohin man auch blickte: Überall Blumen so weit das Auge reicht! Die Küstenlandschaft wechselt immer wieder ihr zauberhaftes und auch schroffes Aussehen, wenn man sie komplett abfährt- man kann sich schier nicht satt sehen. Meine Tochter und ich hatten uns während dieser Reise, regelrecht in eine andere Dimension versetzt gefühlt. Polizei war auch nirgendwo zu sehen, das war auffällig und angenehm (zwinker). Echt klasse ist, dass die Bretonen kaum Parkgebühr kassieren. Da kann man doch noch tatsächlich sein Auto einfach irgendwo abstellen, ohne gleich zur Kasse gebeten zu werden.

Die Bretagne ist ein zauberhafter Landstrich mit einer hohen Schwingungsenergie. Da liegt, viel Liebe in der Luft- da ist es wunderschön...

Solche hochschwingenden Erdteile gibt es sicherlich einige, das ist wirklich wunderbar. Menschen die an solchen paradiesischen Plätzen leben dürfen, sind sehr bewusst und liebevoll und auch sehr hilfsbereit.

Wer das Glück hat und schon einmal einen Ausflug zu solch paradiesischen Landschaften machen zu dürfen, hat einen kleinen Vorgeschmack auf die neue Erde bekommen. Diese Leute haben es schon jetzt in der dichteren Ebene hinbekommen, ein Paradies zu schaffen. Sie haben sich ein wenig aus dem System ausgeklinkt und leben einfach "ihr" Ding. Ein wunderschönes Gefühl.

Hier kann man noch so etwas wie Freiheit fühlen, das ist unbeschreiblich.

Lebe immer so, als ob es dein letzter Tag auf Erden wäre

Ich kann deine Gedanken lesen:

"Also an meinem letzten Tag auf Erden würde ich sicherlich nicht:

- in die Arbeit gehen

- Wäsche waschen

- putzen

- Hecke schneiden

- die Schwiegermutter besuchen und die Steuererklärung machen! "

Wir sitzen immer noch im Flugzeug und sind sehr nahe am oder im Himmel. Wir umkreisen permanent den Erdball und sehen- alles ist sehr klein. Das Meiste ist überhaupt nicht sichtbar. Vielleicht benötigt man nur etwas "Abstand" und schon sind die Probleme gar keine mehr. Kann es sein, dass es nur der Blickwinkel ist, der etwas als Katastrophe aussehen lässt? Etwas zur Seite gehen oder in ein Flugzeug zu steigen, kann hilfreich sein- schon sieht die Welt ganz anders aus.

Stelle deinen Blickwinkel einmal ganz krass um: Nämlich auf fast tot.

Stelle dir vor, in der Früh während du genüsslich dein Marmeladenbrot isst, klingelt es. Du bist nicht amused über diese frühe Störung und schlürfst gemächlich an die Türe. Eine kurze Schrecksekunde und eine folgende Schreckminute später, erkennst du deinen Besuch. Anhand seines "Aufzugs" ordnest du ihn richtig ein. Seine schwarze Kleidung, sein düsteres Gesicht und die Sense in der Hand- wer könnte das sonst sein, als derjenige der einem zur "Heimfahrt" abholt.

Dein Herz ist dir mittlerweile in die Hose gerutscht, der Puls schlägt dir bis in den Hals und dein Verstand hat sich völlig "aufgehängt".

Ausnahmezustand pur! Klar, es kommt nicht alle Tage der Tod vorbei. So schnell wie er da war, ist er auch schon wieder weg. Eine Botschaft hat er dir auch überlassen: Er komme übermorgen wieder und hole dich ab.

So jetzt hast du es!

1 Tag! NUR 1 Tag!

Oh je oh je oh je!

Jammern hilft jetzt auch nicht, das wäre ja auch noch zusätzlich verschwendete Zeit von immerhin **nur** 24 Stunden! Was sind schon 24 Stunden? Gar nichts!

Wenn ich mir vorstelle, wie die Zeit vergeht. Ich habe das Gefühl, sie rennt immer noch mehr. Ich weiß nicht, ob es dir ähnlich ergeht wie mir, aber so eine Woche ist gar nichts. Kennst du auch das Gefühl, als wäre es alle paar Tage Weihnachten? Das ist doch nicht normal? Irgendjemand hat doch etwas an der Zeit manipuliert?! Wer weiß das schon so genau.

Jetzt aber zurück, zu deinen 24 Stunden. Das ist ganz schön knapp, wenn man noch etwas zu erledigen hätte. Das könnte glatt in Stress ausarten!

Ich kenne dein Leben und deine Vorlieben überhaupt nicht, auch weiß ich nicht, ob du ein Mann oder eine Frau bist. Auch habe ich keine Ahnung, ob du ein junger oder alter Mensch bist, wo du lebst und ob du einer Arbeit nachgehst, oder schon als freier Mensch lebst...

Egal, es ist ja nur ein Beispiel. Ich nehme einmal an, du würdest jetzt nicht mehr schlafen- macht auch wenig Sinn, wenn man in 24 Stunden vom Sensenmann abgeholt wird, hat man noch genügend Zeit sich auszuruhen.

Die dringendsten Dinge wirst du sicherlich zuerst erledigen. Die "offenen Rechnungen" müssen beglichen werden. Damit meine ich natürlich nicht irgendwelche Überweisungen, die noch unerledigt sind, sondern die zwischenmenschlichen Geschichten die bereinigt werden müssen.

Du möchtest dich noch bei einem oder mehreren Menschen für etwas entschuldigen oder dich bedanken. Das eine oder andere Geschenk überbringst du auch noch auf die Schnelle ein paar lieben Menschen.

Einigen Mitmenschen musst du unbedingt noch etwas mitteilen. Dazu bist du in der Vergangenheit einfach zu feig gewesen. Erst jetzt, im Angesicht des Todes hast du den Mut etwas Peinliches auszusprechen.

So, wenn du alles Zwischenmenschliche erledigt hast, wirst du vielleicht das eine oder andere "Verrückte" tun.

Ich denke, du hättest sicherlich noch Einiges vor zu erleben. Bisher konntest du dich einfach nicht durchringen etwas völlig Abgefahrenes zu machen. Freilich, wenn du morgen abgeholt werden würdest, sähe die Sache schon ganz anders aus. Hemmungen? Fehlanzeige!

Du könntest sämtliche Register ziehen, das würde zum Schluss noch einmal richtig Spaß machen.

Ich möchte mich an dieser Stelle nicht bloßstellen und aufzählen, was ich an meinem letzten Tag machen würde. Lieber nicht. (zwinker)

Eines möchte ich schon verraten: Ich würde nackig in einem See schwimmen gehen, auch wenn es keine FKK Badezone gibt! Ich finde es beschämend, dass es bei uns unter Bußgeldandrohung verboten ist, sich unbekleidet in der Öffentlichkeit zu bewegen. Für Männer wäre so etwas gleich doppelt "schlimm!" Wir sind sooo weit weg von der Normalität... Na ja nicht mehr lange, dann ändert sich alles.

Es gibt einen schönen Hollywoodfilm, da treffen sich 2 Männer im Krankenhaus, beide todkrank. Sie erstellen eine Liste, was sie noch alles vor ihrem Tod erleben möchten und "arbeiten" sie dann ab. Diese lang gehegten Wünsche erfüllen sich die zwei todgeweihten dann Stück für Stück. Sie erlebten eine sehr intensive Zeit miteinander. Ein sehr schöner Film, der ans Herz geht.

Warum erstellst du diese Liste nicht schon jetzt? Jetzt hättest du wenigstens noch jede Menge Zeit, sie abzuarbeiten. Auch könntest du alles noch genießen. Die zwei Männer in dem Film, waren gesundheitlich schon so angeschlagen, dass sie Vieles gar nicht mehr so richtig genießen konnten.

Ein weiterer Vorteil wäre, du könntest so dein Leben total aufwerten. Es würde eine ganz andere Qualität bekommen.

Fühle dich doch einmal in diese Situation hinein: Du hättest nur noch ein paar Stunden zu leben. Wie unglaublich intensiv das Leben plötzlich wäre. Du würdest total bewusst sein. Keine Sekunde mehr wärst du in deinen Gedanken gefangen. Natürlich würdest du dich keinen Deut um das Geschirr oder den Rasen scheren, geschweige an den Geburtstag deines Onkels denken. Kein unnützes Geratter wäre mehr in deinem Kopf.

Vielleicht würdest du die Schuhe ausziehen (nicht so wie ich und dir gleich die Kleider vom Leib reißen) und das taunasse

Gras unter deinen Zehen spüren. Du riechst an den Blumen, das hast du vorher auch noch nie getan. Zum ersten Mal in deinem Leben, siehst du im Nachbargarten einen Rollstuhl stehen, in dem ein kleines Mädchen sitzt. Eigenartig, das fiel dir vorher noch nie auf...

So unendlich viele Augenblicke die du nicht gelebt hast oder schlimmer noch: Die du nicht geliebt hast. Das ist schade!

Schade um das schöne Leben.

Schau, es kommt nicht darauf an **wie lange du lebst**, sondern nur darum **ob** du überhaupt schon einmal einen einzigen Augenblick wirklich gelebt hast!

Weißt du wie viele Menschen sterben, ohne nur einen einzigen Tag gelebt zu haben? Sicherlich sehr viele, wenn nicht sogar die meisten. Völlig bewusstlos rennen sie durch ihr Leben und haben niemals wirklich gelebt und geliebt.

Du kannst das Leben nur wirklich leben, wenn du dich traust. Sei mutig, riskiere alles. Pfeiffe auf die ganzen Regeln und Vorschriften. Du bist ein Mensch mit eigenem Verstand, niemand muss dir etwas vorschreiben. Höre auf dein Herz, es zeigt dir immer den richtigen Weg.

Oder denkst du, es wäre von Bedeutung, wie viele Strafzettel du bekommen hast, wenn du später am Himmelstor vom Petrus empfangen wirst? Du wirst mit ihm ins Gespräch kommen.

Er wird dich fragen, was du so alles erlebt hast und ob du zufrieden mit deinem Leben warst.

Anschließend darfst du die ganze Lebenszeit noch einmal im Eildurchlauf erleben. Der Unterschied zum Leben ist der: Du darfst auch fühlen, was deine Mitmenschen mit dir erlebt haben.

Ich schreibe: Du **darfst** fühlen...

Ich nehme an, du bist ein sehr liebenswürdiger, mitfühlender und hilfsbereiter Mensch. Du läufst mit einem Dauergrinsen durch die Welt und hilfst, wo es nötig ist. Immer hast du ein tröstendes Wort für jemanden übrig. Dein Herz ist weit offen und du überschüttest alles und jeden mit deiner Liebe.

Zurück zu deinem Plausch beim Petrus.

Wenn du jetzt in der Rückschau, die Gefühle derjenigen Menschen fühlen darfst, denen du begegnet bist, dann ist ja alles fein. Du wirst dich jetzt schon fühlen wie im Himmel. So viel Liebe hast du zu den Menschen gebracht, diese Dankbarkeit darfst du fühlen. Das ist wunderschön. Diese Liebe ist der Eintritt ins Paradies.

Ich nehme jetzt etwas anderes an: Du bist das Gegenteil des Menschen, den ich gerade beschrieben habe. Eher einer von der egoistischen Sorte, du bist dir selbst genug und wie es anderen Menschen geht, ist dir schnuppe. Wenn dir etwas nicht passt, haust du es ungefiltert dem andern vor den Latz und gut ist es. (für dich zumindest, für den anderen eher nicht)

Zurück zur Himmelspforte und dem Petrus.

Deine Rückschau könnte in **diesem** Fall, nicht ganz so spaßig ausfallen. Die Gefühle der Menschen, die du beleidigst und beschimpft hast, oder deren Hilferuf du nicht hören wolltest, darfst du jetzt ebenso fühlen.

Da kann ich nur sagen: viel Spaß!

Die vielzitierte Hölle ist kein Ort an dem es sonderlich warm und ungemütlich ist und an dem du hingeschickt wirst, weil du böse warst. Nein, das ist nur teilweise richtig.

Ungemütlich: Ja.

Warm: Das weiß ich nicht.

... du hingeschickt wirst: Nein! **DU** begibst dich selbst in die Hölle. Die Hölle sind die Gefühle, die du in der Rückschau alle erleben darfst und die alles andere als schön sind, wenn dein Leben nicht liebevoll war.

Also, du hast die Wahl. Noch ist es nicht zu spät den anderen Weg zu wählen. Den Weg der Freude, des Lachens und der Liebe. Das macht garantiert auch viel mehr Spaß als grantig zu anderen Menschen zu sein und ständig herumzumäkeln.

Weißt du wie viel Freude es macht anderen Menschen etwas Gutes zu tun? Das ist ein gigantisches Gefühl, wenn sich jemand freut, weil man ihm geholfen hat.

In grauer Vorzeit, gab es eine Serie die hieß: Ein Engel auf Erden, und ein Engel kehrt zurück.

Eine wunderbare herzerwärmende Serie. Sie dreht sich um einen als Menschen inkarnierten Engel, der auf die Erde gekommen ist, um den Menschen bei den unterschiedlichsten Problemen im Leben behilflich zu sein. Herrlich! Wunderbare Filme!

Stell dir doch mal vor, du wärst so ein Engel in einem Menschenkleid. Jeder von uns kann das spielen. Als Kinder haben wir uns auch in verschiedene Rollen hineingedacht. Das können wir doch jetzt auch. Warum eigentlich nicht.

Öffne dein Herz und deine Augen, dann wirst du sehr viele Situationen sehen, bei denen du behilflich sein kannst.

Als ich gestern spazierten ging, hielt jemand neben mir mit dem Auto und fragte mich, ob man mich mitnehmen könne. Das finde ich klasse. Das war ein Mensch, der die Welt um sich herum wirklich wahrnimmt. Was geschieht um mich herum? Auch mal die Ohren zu spitzen- vielleicht pfeift ein Vogel oder man kann sogar unsere Freunde aus der geistigen Welt hören, das ist wunderschön.

Anfangs, hast du alles, was du **nicht** machen würdest an deinem letzten Tag, aufgezählt. Das ist eigentlich sehr schade. Weißt du warum?

Wenn es so viele Sachen gibt, die du quasi "ungern" machst, dann besteht dein Leben aus einem nicht unerheblichen Teil aus Pflichten, und wenig Spaß.

Versuche doch die Pflichten zur Freude umzuwandeln.

Stelle dir vor, du würdest es schaffen an deinem **letzten** Tag all das zu machen, was du sonst auch machen würdest.

Ein ganz "normaler" z. B. Dienstag, ohne etwas zu verändern.

Ich sage dir etwas: Dann hättest du es geschafft! Du wärst ein bewusster Mensch auf Erden geworden. Ein zufriedener Mensch, der keine offenen Wünsche hat. Der grundlos glücklich geworden ist. Jemand der keine offenen Rechnungen mehr hat.

Wenn du es schaffen könntest, jeden Augenblick deines Lebens als den kostbarsten überhaupt wahrzunehmen, dann bist du unendlich reich und dann hast du es verstanden, um was es geht:

Es geht nur um das Leben, das sich **jetzt** zeigt. Du kannst immer nur von Moment zu Moment leben. Mehr gibt es nicht. Vergiss die Vergangenheit und die Zukunft. Beides sind nur Erfindungen deines Verstandes.

Leben kannst du nur den jetzigen Moment. Je nachdem wie alt du bist, hast du schon viele Momente gelebt. Hoffentlich gelebt und nicht verstreichen lassen.

Alle die gesammelten schönen Momente nimmst du dann mit, wenn beim Frühstück der schwarze Mann klingelt.

Komm, sei nicht dumm: Sammel gaaaaaaaaaaaaanz viele tolle Momente.

Tritt öfter Mal auf die Bremse und lass die ganze Arbeit liegen und laufe barfuß durch das Gras, rieche an den Blumen und iss einen so großen Eisbecher mit Sahne, dass es dir anschließend richtig schlecht wird.

Wenn du dann mit dem Petrus am Plaudern bist, wirst du dich nicht an deine langweiligen Tage im Büro erinnern, sondern immer an die Augenblicke wo du besonders intensiv gelebt und geliebt hast. Da, wo dein Herz richtig übergelaufen ist vor Glück und du regelrecht hüpfen musstest um das Glück überhaupt aushalten zu können- das sind die besonderen Momente, die das Leben erst lebenswert machen.

Du musst einfach öfter bremsen und ganz hier sein. Völlig bewusst im Moment aufgehen, ganz da sein... Sei wie ein Kind, das die Welt um sich herum völlig vergisst, wenn es mit seinen Bausteinen spielt. Kinder sind immer ganz **DA**. Sie haben weder Termine in der Zukunft, noch erzählen sie von alten Kamellen.

Jesus soll auch darauf hingewiesen haben, dass wir wie die Kinder sein sollen, um ins Paradies zu kommen.

Das finde ich persönlich klasse: Kinder spielen, sind lustig und haben keine Termine. Da bin ich dabei, so will ich auch leben.

Machst du mit?

Ich weiß, es gibt so etwas wie Pflichten und Termine. Da kann man aber auch ganz schön daran schrauben.

Lasse ab jetzt immer bei allen deinen Tätigkeiten den Impuls einfließen: Würdest du das, was du jetzt vorhast auch an einem deiner letzten Tage auf Erden, machen? Wenn ja, ist es wunderbar. Ein nein... gibt es einfach nicht.

Wir fliegen weiter und schauen auf den Erdball herunter mit seinen Menschen, die so klein sind, dass man sie aus dem Flugzeug gar nicht sehen kann.

Es wird langsam Zeit zum Landeanflug anzusetzen:

Zeit die Landeklappen auszufahren

Bevor wir landen, solltest du noch einmal aus dem Fenster schauen. Was siehst du? Vielleicht nicht viel, wenn die Wolken unter dem Flugzeug sind und die Sicht auf die Erde versperren. Manchmal kannst du durch schauen und erhascht einen Blick auf die Erde. Alles sieht aus wie bei einer Miniatureisenbahn-Landschaft. Von hier oben, sieht alles sehr friedlich aus, es scheint, alles wäre alles in bester Ordnung. Ist es auch, in der **richtigen** Frequenz.

Fest steht, es liegt einiges im Argen, auf der alten Erde, in einer **niedrigen** Frequenz. Ändern können wir daran nichts, außer uns und unser Verhalten. Wenn wir liebevoll und rücksichtsvoll leben, sind wir automatisch in einer Frequenz in der alles in bester Ordnung ist. Lasse dich von niemanden als Realitätsverweigerer titulieren, wenn du lieber auf deiner Wolke 7 sitzt, statt über Politik oder Umweltschutz zu diskutieren.

Weißt du, Menschen die bedingungslos lieben, können sich sowieso nur "richtig" verhalten. Ich möchte jetzt nicht viel über das Wort "richtig" erzählen, nur so viel:

Richtig ist: So zu leben, dass man beim "wieder verlassen des Planeten" ein Stückchen Erde aufgewertet hat. Der Ort, an dem man gelebt hat, sollte noch schöner geworden sein, das wäre toll, und die Menschen sollten sich gerne an dich zurückerinnern. Ein schönes Erbe...

Sei dir bewusst, alles ist mit allem verbunden. Nichts ist voneinander getrennt. Jegliche Handlung hat eine Auswirkung auf etwas. Sei es eine noch so kleine Begebenheit, sie wirkt sich auf etwas aus. Die geistige Welt des Lichts weist immer wieder darauf hin, dass es keine Kleinigkeiten gibt. Sie sagen, auch die kleinste Begebenheit wirkt sich aus. Wir sollen achtsam sein, damit wir die Botschaften, die sie uns schicken, auch wahrnehmen können.

So jetzt gehen wir auf Sinkflug. Anschnallen brauchen wir uns nicht, wir sind ja in einer hohen Bewusstseinsebene, da passiert nichts! (zwinker)

Schlusswort

Es kommt auf dich an!

Ich mache jetzt ein bisschen "Wahlkampf". Wie du sicherlich weißt, habe ich schon einiges über die neue Erde geschrieben. Die Frequenzen steigen an und in nicht allzu ferner Zukunft steigt der Planet mit seinen Bewohnern auf, in eine höhere Bewusstseinsebne.

Die Schwingungsenergie der Menschen ist maßgeblich am Aufstieg beteiligt. Wir müssen ein Energielevel: xy erreichen, dann sind wir in einer höheren Dimension. Irgendein Mensch auf der Erde ist der berühmte Tropfen, der das Fass zum Überlaufen bringt. Aber nur sprichwörtlich! Nein, besser gesagt, die kritische Masse wird wahrscheinlich durch nur einen einzigen Menschen erreicht, dann katapultiert es uns in die höhere Dimension. Das ist unglaublich spannend. Dieses Ereignis könnte jederzeit sein.

Wahlkampf oder Werbung für die neue Welt, wie auch immer du es nennen willst: Ich wünsche mir viele Menschen, die lachen, tanzen und lieben was das Zeug hält. Egal wie, die Schwingung jedes einzelnen Menschen ist maßgeblich daran beteiligt wie schnell wir aufsteigen. Unterschätze die Auswirkungen der Energien nicht. Solltest du ein ungläubiger Thomas sein und von dem Aufstieg der Erde gar nichts halten, dann macht das überhaupt nichts aus. Die Liebe ist ohne Bedingungen und Erwartungen und will gelebt werden. Egal welcher Mensch die Liebe auf die Erde bringt, sie ist ein Segen für alle anderen Wesen auf dem Planeten. Alle profitieren davon, ganz besonders der Absender.

Denke immer daran: Die Liebe ist wie ein Jungbrunnen, deine Zellen schwingen alle in der höchsten Frequenz, die es auf Erden gibt und produzieren wieder neue und gesunde Zellen. Auf dieser Ebene geschieht Heilung, nämlich genau in der Zelle.

Sei eine wandelnde Liebessäule. Setze dein bezauberndes Lächeln auf und strahle alle Menschen, Tiere und anderen Lebewesen an. Öffne dein Herz für die Liebe.

Liebe alles und jeden, unermesslich werden die Geschenke der geistigen Welt sein.

Richte deine Aufmerksamkeit nur auf die schönen Dinge im Leben, die anderen ignorierst du einfach. So wird dir und deinen Liebsten, das Leben richtig Spaß machen.

In diesem Sinne:

Mach doch einfach mit!

Wir fluten zusammen die Welt mit unserer Liebe.

Lass uns die Liebe auf die Erde holen,

dann leben wir jetzt schon im Himmel auf Erden.

Deine Paula Himmelreich

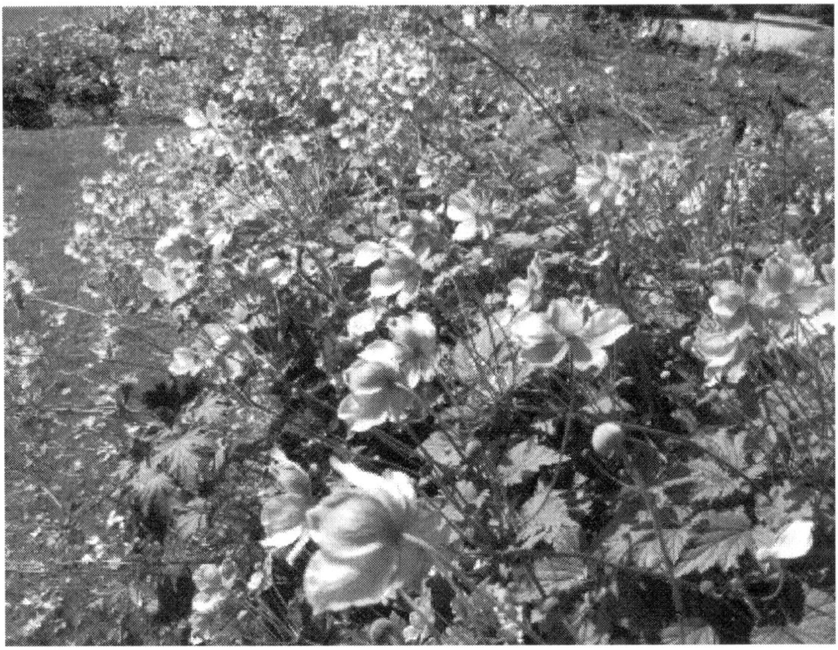

Herausgeber:

Veronique Geist,

Marktstr. 28, 86866 Mickhausen

paulahimmelreich@web.de

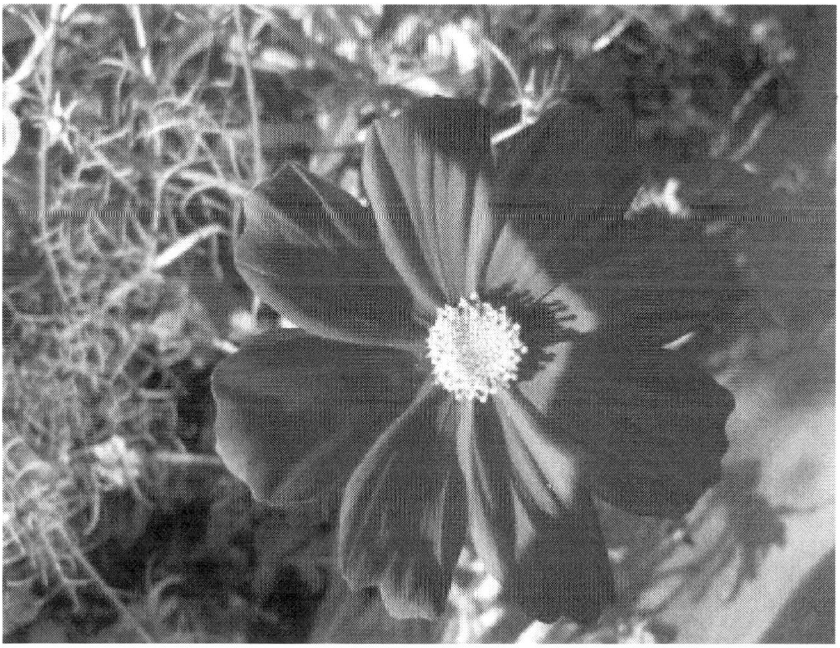

Printed in Poland
by Amazon Fulfillment
Poland Sp. z o.o., Wrocław

50097952R00056